康复护理临床实践

刘志霞 韩 英/主编

汕頭大學出版社

图书在版编目（CIP）数据

康复护理临床实践 / 刘志霞，韩英主编 . -- 汕头：
汕头大学出版社，2024.1
ISBN 978-7-5658-5215-2

Ⅰ．①康… Ⅱ．①刘… ②韩… Ⅲ．①康复医学－护
理学 Ⅳ．① R47

中国国家版本馆 CIP 数据核字（2024）第 033975 号

康复护理临床实践
KANGFU HULI LINCHUANG SHIJIAN

主　编：刘志霞　韩　英
责任编辑：陈　莹
责任技编：黄东生
封面设计：古　利
出版发行：汕头大学出版社
　　　　　广东省汕头市大学路 243 号汕头大学校园内　邮政编码：515063
电　话：0754-82904613
印　刷：廊坊市海涛印刷有限公司
开　本：710mm×1000 mm　1/16
印　张：12
字　数：200 千字
版　次：2024 年 1 月第 1 版
印　次：2024 年 3 月第 1 次印刷
定　价：98.00 元
ISBN 978-7-5658-5215-2

编委会

Prefaces
前　言

　　康复是指综合地、协调地应用医学、社会、教育、职业等措施，对残疾者进行训练和再训练，减轻致残因素造成的不便，以尽量提高其活动能力，达到基本生活能自理、重新参加社会活动等效果。目前，随着社会医疗水平和生活水平的提高，人们的健康意识不断提高，且对疾病的治疗与护理提出了更高要求，基础、循环的护理模式早已不能满足广大患者的护理要求。康复护理是一门对致病、致伤、致残患者康复功能进行研究分析的学科，其能有效预防、治疗和诊断功能障碍患者，使得疾病患者在心理和生理上都能以最快的速度得到功能恢复。

　　国务院在"健康中国2030规划纲要"中明确提出建立完善的医疗卫生服务体系。康复医学科作为一门综合性较强的学科，在促进人类生理、心理、职业、社会等整体康复方面发挥重要的作用。作为康复医学重要组成部分的康复护理也快速发展为一门新兴的独立学科，有着自己独特的理论、内容和实践范围。康复护理是以康复治疗方案为依据，以最大限度地恢复躯体功能、减轻功能残障为目标，开展适宜的康复护理项目，预防并发症和功能减退，提高自理能力。

　　面对21世纪，欧美康复医学界已经开始意识到康复医学必须回应社会上对扩大康复范围的需求，未来的康复医疗服务范围应当扩大到包括精神卫生、心理咨询等方面。迎接挑战，跟上国际康复护理发展的趋势，是我国广大康复护理工作者神圣而又艰巨的任务。

　　本书围绕"康复护理"这一主题，由浅入深地阐述了康复护理学相关理论，系统地论述了常用康复护理评定以及常用康复护理技术，诠释了运动系统疾病、神经系统疾病护理的临床实践，以期让读者认识康复医学的基本理论与护理技术、掌握康复护理知识和技能、促进康复对象实现全面康复的目标提供有价值的参考和借鉴。本书内容翔实、条理清晰、逻辑合理，具有较强的实用性和可操作性，适合护理专业人员和患者家属阅读。

　　笔者在撰写本书的过程中，借鉴了许多专家和学者的研究成果，在此表示衷心感谢。本书研究课题涉及的内容十分宽泛，尽管笔者在写作过程中力求完美，但仍难免存在疏漏，恳请各位专家批评指正。

Contents
目　录

第一章
康复护理学相关理论

　　康复护理学是护理学和康复医学结合所产生的一门专科护理技术。它既有系统的理论体系，也包含专科的临床实践内容。学习康复护理学的相关理论，可为临床康复护理实践的开展提供基础、依据和方向。

第一节　运动学理论基础

一、运动学

运动学是运用物理学方法来研究人体运动时各组织和器官的空间位置随时间变化的规律，以及伴随运动而发生的一系列生理、生化、心理等改变。人体运动学是康复护理学的重要理论基础，可用于指导临床康复护理实践的实施。

（一）人体运动种类

人体运动的分类方法较多，主要分类有以下几种。

1.按部位分类

（1）全身运动：是指需要上下肢同时参与的运动方式，例如打太极拳、游泳等。

（2）局部运动：是指机体为了维持局部的关节活动能力，改善局部肌肉及骨骼的功能而进行的一种运动，例如肩部运动等。

2.按肌肉收缩分类

（1）静态收缩

指肌肉收缩时，关节不产生运动。静态收缩分为等长收缩和协同收缩。①等长收缩：是指肌肉长度不变，张力改变，不产生关节活动，也称为静力收缩，例如搬运物体时肱二头肌的收缩即等长收缩。等长收缩适用于早期康复，如肢体被固定或关节有炎症、肿胀，活动产生剧烈疼痛时。②协同收缩：是指肌肉收缩时，主动肌与拮抗肌同时收缩，肌张力增加但不产生关节运动。协同收缩类似于等长收缩，例如手提重物时，肱二头肌和肱三头肌同时收缩。

（2）动态收缩

指肌肉收缩时，关节产生肉眼可见的运动。动态收缩分为等张收缩和等速收缩。①等张收缩：是指肌肉张力不变但长度改变，产生关节活动的肌肉收缩。等张收缩又分为等张缩短和等张延伸。等张缩短又称向心性收缩，是指肌肉收缩时，肌肉两端附着点间的距离缩短、接近，关节按需要进行屈曲，这是运动疗法最常用的肌肉活动，是维持正常关节活动的主要形式，如上楼梯时股四头肌的缩短收缩；等张延伸又称离心性收缩，是指肌肉收缩时肌力低于阻力，两端肌肉起止点距离变远，原先缩短的肌肉逐渐延伸变长。其主要作用为促发拮抗肌收缩，以稳定关节、控制肢体坠落速度或肢体动作，如下楼梯时股四头肌的延长收缩。②等速收缩：又称等速运动，是指整个运动过程中运动的速度（角速度）保持不变，而肌肉张力与长度一直在变化的一种运动方式。这种运动在自然运动的情况下不存在，只有借助专用设备方能实现，例如在设置一定速度的跑步机上进行跑步练习时，腿部肌肉的收缩即等速收缩。

3.按用力方式分类

（1）被动运动

是指完全依靠外力作用来帮助机体完成的运动，例如关节可动范围内的运动和关节松动技术。

（2）主动运动

是指机体通过自身的肌肉收缩进行的运动。主动运动分为以下3种：①助力主动运动。在机体进行主动运动时，依靠外力施加适当的辅助力量，帮助其完成运动。助力主动运动是机体从被动运动过渡到主动运动过程中的一种重要的训练方法。②独立主动运动。是指机体在完全不依靠外力辅助的情况下独立完成的运动。③抗阻力主动运动。是指机体进行主动运动的同时，对运动中的肢体施加一定量的阻力进行的运动，如举哑铃。抗阻力主动运动是增强肌力的最好方式。

（二）运动对机体的影响

运动在康复中的作用主要体现在以下几个方面。

1.提高神经系统的调节能力

运动是一种重要的生理刺激，它可以保持中枢神经系统的紧张性与兴奋性，维持其正常功能，从而发挥其对全身脏器的调节作用。此外，长期锻炼还能促进迷走神经兴奋性增强，提高对人体脏器活动的自控能力。

2.改善情绪，调节精神和心理

适度运动可对精神和心理产生积极影响，可以改善患者情绪，扭转抑郁、悲观和失望等精神心理的负面情绪。

3.提高代谢能力，改善心肺功能

在运动时大量的血液流向肌肉，为适应机体的需要，心肺的功能活动也相应增加，主要表现为心跳、呼吸加快，每搏量增加，心肌收缩加强，收缩末期容量减少，心排血量增加，回心血量也相应增加。在运动时为了摄取更多的氧与及时排出二氧化碳，呼吸相应加深加快，胸廓与膈的活动幅度也明显增大，潮气量增多，每分通气量与耗氧量均增加。因此，长期坚持锻炼，能使人体的代谢能力和心肺功能提高。

4.维持运动器官的形态与功能

长期运动可以预防和延缓骨质疏松、软骨变性退化、肌肉萎缩、关节挛缩甚至关节形态破坏等情况的发生。运动还能促进关节周围血管的血液循环，促进关节滑液分泌，改善软骨营养；能维持骨代谢平衡，使骨皮质增厚，增强骨的支撑与承重能力；可维持肌纤维形态，增强肌力和提高耐力，改善主动运动能力；能牵伸挛缩和粘连的组织，维持和改善关节活动范围。

5.促进代偿机制的形成与发展

当机体部分器官的功能受到严重损伤时，机体可发挥健全组织与器官的作用以代偿部分缺失的功能。有些代偿功能可由机体自动完成，但有些代偿功能则需要专门的功能训练才能逐渐发展与完善。特别是中枢神经损伤后，机体需要建立新的条件反射以弥补丧失的运动功能。此时，运动的重点是通过对健侧肢体或者非损伤组织的训练，提高其代偿能力，来补偿其丧失的功能。

6.预防术后深静脉血栓

运动对肢体起到血液泵的作用。由于肌肉收缩能促进机体局部或者全身的血液循环，加强静脉回流，减轻静脉淤滞，故可预防长期卧床和手术后患者深静脉血栓、肺栓塞等并发症的发生。

7.促进机体损伤的恢复

运动可以促进机体血液循环，增强损伤后组织周围胶原纤维的排列与构成，有利于瘢痕的形成，从而促进创面及损伤的肌腱、韧带的愈合；同时，机体血液循环的增强，可以促进骨折的愈合；运动还能刺激活的软骨细胞，增加其胶原与氨基己糖的合成，防止滑膜粘连，促进脓性渗出物、积血等从滑膜腔中清除，从而促进受损软骨愈合及保护关节软骨。

二、肌肉运动学

（一）肌肉分类

肌肉分类的方法很多，可按形态、肌纤维、运动功能等进行分类。

1.按形态学分类

按肌肉起端的头数，可分为二头肌（如肱二头肌）、三头肌（如肱三头肌）和四头肌（如股四头肌）；按肌腹数的不同，可分为二腹肌和多腹肌（如腹直肌）；按肌肉形状可分为梭形肌、羽状肌、半羽状肌、锯状肌和环状肌等。

2.按肌纤维组织学分类

肌肉按肌纤维组织学可分为横纹肌与平滑肌。横纹肌有骨骼肌和心肌。骨骼肌可见有横纹，受运动神经支配，能产生随意性收缩运动，属于随意肌。心肌为横纹肌，有自律性收缩，受自主神经支配，不受运动神经支配，不能产生随意性收缩运动。平滑肌为组成内脏器官的肌群，受自主神经支配，也不能产生随意性收缩运动。心肌和平滑肌不接受意志的管理，属于不随意肌。

3.按运动功能分类

机体的任何一个动作都不能由一块肌肉单独完成，而是需要一组肌群协作才能实现。根据在某一具体动作中肌肉的功能作用，可将肌肉分为原动肌、拮抗肌、固定肌和中和肌。

（1）原动肌

原动肌是指直接完成动作的肌肉或肌群，即在产生关节运动中起主要作用的肌肉或肌群。它可分为主动肌与副动肌，其中在产生关节运动中起主要作用的肌肉或肌群称为主动肌；协助完成动作或仅在动作的某一阶段起作用的肌肉或肌群称为副动肌。例如，肱肌、肱二头肌、肱桡肌和旋前圆肌就是屈肘关节的原动肌，其中的肱肌和肱二头肌是主动肌，肱桡肌和旋前圆肌是副动肌。

（2）拮抗肌

拮抗肌是指与原动肌作用相反的肌肉或肌群。当原动肌收缩时，拮抗肌应协调地放松或者做适当的离心收缩，来保持关节活动的稳定性与动作的精确性，同时能起到维持关节运动中的空间定位作用，并且能够防止关节过度屈伸导致的关节损伤。例如，屈肘时，位于肱二头肌背面的肱三头肌此时就是拮抗肌。

（3）固定肌

固定肌是指为固定、支持关节而产生静止性收缩的肌肉或肌群。为了发挥原动肌对肢体运动的动力作用，必须将肌肉相对固定的一端（大多为近心端）所附着的骨骼或更近的骨骼充分固定。这种起固定作用的肌肉或肌群，称为固定肌。例如，屈肘时，固定肩关节的肌肉即固定肌。

（4）中和肌

中和肌是指在原动肌收缩时，以消除原动肌收缩时产生的不必要运动的肌肉或肌群。例如，扩胸时，斜方肌、菱形肌使肩胛骨内收而不旋转即为中和肌。其中，辅助肌、固定肌与中和肌通常统称为协同肌，是指参与单个运动的除主动肌以外的全部肌肉或肌群。

肌肉的协作关系随着动作的改变而变化，如作用于腕关节的桡侧腕伸肌、尺侧腕伸肌、桡侧腕屈肌和尺侧腕屈肌，在做伸腕动作时，桡侧腕伸肌和尺侧腕伸肌为原动肌，而桡侧腕屈肌和尺侧腕屈肌为拮抗肌。桡侧腕伸肌和尺侧腕伸肌同时收缩，使腕向桡侧及尺侧屈曲的作用互相抵消，因此又互为中和肌。在向桡侧屈曲腕关节时，桡侧腕伸肌和桡侧腕屈肌同为原动肌，而尺侧腕伸肌和尺侧腕屈肌则为拮抗肌。桡侧腕伸肌和桡侧腕屈肌使腕伸和屈的作用互相抵消，因而又互为中和肌。

（二）肌肉特性

1.肌肉的物理特性

肌肉的物理特性包括伸展性、弹性和黏滞性。

（1）伸展性

伸展性是指在外力的作用下肌肉被拉长的特性。

（2）弹性

弹性是指在外力取消后肌肉可以恢复到原状的特性。

（3）黏滞性

黏滞性是指肌浆内各分子之间相互摩擦而产生的阻力。人体肌肉伸长的程度与外力的大小不成正比，在用外力牵拉肌肉的初期，肌肉会随着外力的增加而出现明显的长度变化。但当牵拉的外力逐渐增加到一定程度时，肌肉长度的增加却逐渐减少。在外力祛除后，肌肉并没有立即恢复原状。这是由黏滞性造成的肌肉内阻力所致。当温度降低时，黏滞性增加，而运动中的肌肉内阻力加大；反之，则肌肉内阻力减小。肌肉内阻力的改变可以影响肌肉伸长或缩短的速度。

2.肌肉的生理特性

肌肉的生理特性包括兴奋性和收缩性。

（1）兴奋性

兴奋性是指肌肉在受到刺激时产生兴奋的特性。

（2）收缩性

收缩性是指肌肉兴奋时产生收缩反应的特性。

（三）肌肉功能状态指标

良好的肌肉功能状态是运动的基础反应，反映肌肉功能或状态的主要指标有：肌力、肌张力、快速力量和肌耐力。

1.肌力

肌力是指肌肉收缩时所表现出来的能力。它体现肌肉主动收缩和抗阻力的能力。

2.肌张力

肌张力是指肌肉在安静时所保持的紧张度。肌张力与脊髓的牵张反射有关，受中枢神经系统的调控。

肌张力常通过被动运动感知处于放松状态的肌肉的阻力程度进行评测。肌张力异常一般包括肌张力增强和肌张力减退两种情况，肌痉挛以及肌强直是肌张力增强的典型表现；而软瘫则是肌张力减退的常见表现。

3.快速力量

快速力量是指肌肉或肌群在一定速度下所能产生的最大力量的能力，可以通过单一身体运动、多个身体运动或者在有氧运动条件下的重复运动测得。快速力量由启动力量、爆发力量（爆发力）和制动力量组成，爆发力是指在最短时间内发挥肌肉力量的能力。爆发力通常由肌力和肌肉收缩速度两个因素决定，肌力是基础，肌肉收缩速度是关键。

4.肌耐力

肌耐力是指肌肉在一定负荷条件下保持收缩或持续重复收缩的能力，它反映肌肉持续工作的能力，体现肌肉对抗疲劳的水平。

三、骨关节运动学

（一）关节构造

1.关节面

关节面是参与组成关节的各相关骨的接触面，由关节头、关节窝、关节软骨构成。

2.关节囊

关节囊为纤维结缔组织膜构成的囊，包在关节的周围，两端附着于与关节面周缘相邻的骨面，它包围关节、封闭关节腔。

3.关节腔

关节腔为关节囊滑膜层和关节软骨共同围成的密闭腔隙，腔内含少量滑液，呈密闭的负压状态，具有维持关节稳固的作用。

4.关节辅助结构

关节辅助结构包括韧带、关节盘、关节唇、滑膜襞和滑膜囊。这些辅助结构对于增加关节的灵活性或稳固性具有重要作用。

（二）关节分类

1.按关节组织结构分类

关节可分为软骨性关节、纤维性关节和滑膜性关节。

2.按构成关节的骨数目分类

关节可分为单关节（有2块骨构成）、复合关节（由2块以上骨构成）。

3.按运动多少分类

关节可分为不动关节、少动关节和活动关节。

4.按运动轴的数目和关节的形态分类

关节可分为单轴关节、双轴关节和多轴关节。

（三）关节运动

1.关节运动方式

所有关节的运动都可以分解成为在3个互相垂直的平面上进行的单一或者复合位移运动，即围绕冠状轴在矢状面上的运动，围绕矢状轴在冠状面上的运动，围绕垂直轴在横断面（水平面）上的运动。通常关节运动主要包括屈与伸、收与展和环转运动。环转运动是屈、伸与收、展组合的运动，不包括旋转运动（外旋、内旋）。

2.关节的运动链

借助于关节将人体一侧上、下肢按一定顺序衔接起来，组成运动链。上肢运动链由肩带、上臂、肘关节、前臂、腕关节和手等形成；下肢运动链由髋关节、大腿、膝关节、小腿、踝关节和足等组成。在人体运动中，各种运动可以分为开链运动和闭链运动两种形式。开链运动是指运动时肢体近侧端固定而远侧端游离，可任意活动某一单独关节或者同时活动若干关节，例如座位的股四头肌训练，足部游离，在小腿的带动下围绕膝关节做屈伸运动。开链运动主要特点是各关节链都有其特定的运动范围，远侧端的运动范围大于近侧端，且速度也快于近侧端。闭链运动是指运动时肢体远侧端固定并承受身体重量，近端肢体在固定远端肢体的基础上进行移动，例如蹲举训练中，足部呈固定状态，膝关节和髋关节同时屈伸的运动方式。闭链运动的特点是训练时肌肉、骨骼、肌腱、韧带、关节囊等都承受一定的负荷，强化整个运动链的肌力，同时对关节及其周围组织的本体感受器的刺激比开展运动训练更为明显。但闭链运动参与的关节和肌肉较多，相对于开链运动，更不容易掌握。

3.关节运动的影响因素

关节的结构不但使关节具有活动度，而且具有稳定性。首先，关节的运动轴越多，其运动形式就越多样化、越灵活。其次，关节囊越坚韧，紧张度越高，周围韧带和肌腱越坚固，则关节运动范围越小，但关节的稳定性越强。最后，两关节面之间的面积差也决定了关节的灵活性。两关节间的面积差越大，关节运动范围就越灵活；反之面积差越小，则关节越稳固。此外，关节的其他结构对关节运动也有一定程度的影响，如关节盘和滑液能增加关节的灵活性，而关节唇和滑膜襞则能增强关节的稳定性。故通常情况下，稳定性大的关节活动范围小，稳定性小的关节活动范围大。

4.杠杆原理在关节运动中的应用

人体运动中的杠杆分为平衡杠杆、省力杠杆和速度杠杆。①平衡杠杆的特征是支点位于力点与阻力点之间，主要作用为传递动力和保持平衡，它既产生力又产生速度。②省力杠杆的特征是阻力点位于力点与支点之间，这类杠杆因为力臂始终大于阻力臂，所以可以用较小的力来克服较大的阻力。③速度杠杆的特征是力点位于阻力点与支点之间，这类杠杆力臂始终小于阻力臂，引起运动时，力必须大于阻力，因此不能省力，但能使阻力点获得较大的运动速度和幅度。在人体中，速度杠杆运用最为普遍。

应用杠杆原理，可使人体运动省力、获得速度以及防止损伤。例如，医护人员提重物时，应使重物靠近身体以缩短阻力臂来实现省力。人体骨骼和肌肉组成的杠杆大多属于速度杠杆，而速度杠杆通常不能省力，因此当阻力过大时，容易引起运动杠杆的各环节，尤其是关节、肌腱和肌止点的损伤。为保护运动杠杆，一方面应通过训练增强肌力；另一方面应适当地控制阻力和阻力臂。

第二节　神经学理论基础

一、神经系统结构和功能

（一）神经系统的组成

人类的神经系统由位于颅腔内的脑和位于椎管内的脊髓以及附于脑和脊髓的周围神经组成，通常将脑和脊髓称为中枢神经系统，即与脑和脊髓相连的神经，即脑神经、脊神经和内脏神经称为周围神经系统。

1.中枢神经系统

中枢神经系统包括脑和脊髓。

（1）脑

位于颅腔内，可分为端脑、间脑、小脑、中脑、脑桥和延髓6部分。端脑、间脑具有感觉、运动等多种神经中枢，可调节人体多种生理活动；小脑使运动协调、准确，维持身体平衡；中脑、脑桥和延髓是专门调节心跳、呼吸及血压等人体基本生命活动的部位。

（2）脊髓

位于椎管内，上端在枕骨大孔处与延髓相连，下端在成人平第1腰椎体的下缘（成人）。脊髓共发出31对脊神经，相应脊髓也分为31个节段，即8个颈节、

12个胸节、5个腰节、5个骶节和1个尾节。在脊髓的横断面上，中央有被横断的纵行小管，称中央管。中央管周围是灰质，主要由神经元胞体、神经纤维网和神经胶质细胞组成。灰质周围是白质，主要由神经纤维、神经胶质细胞及血管组成。

2.周围神经系统

周围神经系统是指除中枢神经系统以外的神经组织。周围神经系统分为以下3部分：与脑相连的脑神经共12对，主要分布于头面部；与脊髓相连的脊神经共31对，主要分布于躯干、四肢；与脑和脊髓相连的内脏神经，主要分布于内脏、心血管、平滑肌和腺体。

（二）神经元的结构和功能

1.神经元的构造

神经元即神经细胞，是神经系统的结构与功能的基本单位，具有感受刺激和传导神经冲动的功能。一个典型的神经元由神经元胞体及其突起组成，神经元突起包括树突和轴突，轴突的末端与另一神经元连接，形成突触。神经元胞体是神经元的主体部分，是细胞代谢和信息整合的中心。树突的功能是接受刺激。每个神经元只有一个轴突，轴突是神经元的主要传导装置，轴突的功能主要是将胞体发出的冲动传递给其他神经元，或者传递给腺细胞、肌细胞等效应器。

2.神经元分类

主要根据神经元突起的数目、功能与传导方向进行分类。

（1）根据神经元突起的数目分类

可分为3类，即假单极神经元、双极神经元和多级神经元。假单极神经元从胞体发出的突起只有一条，然后呈T形分叉为中枢支与周围支，前者相当于轴突，后者相当于树突，如脊神经节中的感觉神经元；双极神经元通常具有圆形或者卵圆形的胞体，由胞体两端各发出一条轴突或者树突，这种神经元大多位于较特殊的感觉器官中，如视网膜内的双极神经元；多极神经元的数目最多，它含有一条轴突和多条树突，如海马与大脑皮质椎体细胞等。

（2）根据神经元的功能和传导方向分类

可分为3类。①感觉神经元：是感受内、外环境的影响，将各种信息自周围向中枢传递的神经元；②运动神经元：是将冲动由中枢传至周围，支配骨骼肌，控制心肌、平滑肌的活动及腺体分泌的神经元；③联络神经元：是指位于中枢神经系统的感觉与运动神经元之间的多级神经元，在中枢内构成复杂的网络系统，起联络作用。联络神经元的数量最多，占神经元总数的99%。

（三）神经纤维

神经纤维（nerve fiber）是指神经元的轴突与包被它的结构的总称。在中枢神经系统内，神经纤维主要构成白质；在周围神经系统内，神经纤维构成神经。中枢与周围神经系统的大多数神经纤维的轴突都包有一层髓鞘，这种神经纤维称为有髓神经纤维，而周围没有被髓鞘包被着的神经纤维称为无髓神经纤维。神经纤维的传导速度与髓鞘的厚薄及神经纤维直径的大小成正比，即神经纤维越粗，髓鞘越厚，其传导冲动的速度越快。

（四）突触

突触（synapse）是指互相连接的两个神经元之间或神经元与效应器之间及感受器细胞与神经细胞之间特化的接触区域，包括突触前成分、突触间隙和突触后成分。绝大多数突触通过化学物质——神经递质介导进行信息的传递。

二、神经损伤后再生

（一）神经损伤

神经损伤包括神经元胞体的损伤和神经突起的损伤。

1.神经元胞体的损伤

此类损伤是不可再生的，这是神经元胞体的丧失，导致该神经元的轴突与树突失去营养中心而死亡。

2.神经突起的损伤

主要是轴突中断。轴突的中断会使靶组织去传入神经或去神经支配，导致轴突与靶组织间连接中断。而轴突的损伤可以导致神经元的一部分细胞质丧失，这通常引起神经元的退化和变性。

（二）神经系统损伤后的再生

1.轴突的再生

轴突的再生主要是指轴突损伤后的再生，分为完全再生和再生的出芽生长：完全再生是指轴突能成功地与其正常的靶组织重新建立连接；再生的出芽生长是指出现损伤轴突的短距离再生，但不能与正常的靶组织重新形成连接。目前普遍认为，周围神经系统的轴突是可以再生的，成年人的中枢神经系统再生能力极其有限。中枢神经系统不能进行完全的轴突再生并不是由于其轴突失去生长能力，实际上中枢神经系统的轴突可以通过残存轴突侧支出芽生长或损伤位点的出芽生长的方式再生，但由于其出芽生长的距离较短，不能到达靶组织导致失去营养支持而夭折。

2.脑损伤后的可塑性

神经学家在长期临床实践中发现，脑在损伤后其功能是有可能或有条件恢复的。例如脑卒中后的偏瘫，如果给予训练及药物治疗，肢体功能就能逐步恢复或改善，这说明大脑皮质具有重组能力，皮质的重组能力很可能是脑损伤后功能恢复的神经基础。

3.脊髓损伤后的可塑性

脊髓是中枢神经的低级部位，同大脑一样也具有可塑性。脊髓的可塑性对于脊髓损伤患者的康复治疗具有重要意义。为使脊髓损伤患者获得最大限度的功能恢复，应在早期进行康复治疗。因脊髓损伤导致截瘫的患者由于一部分肌肉已经瘫痪，皮肤的各种感觉也不正常，每个反射或动作的完成有赖于现存的神经肌肉系统，因此须经过长时间的训练才能恢复其功能。

第三节　护理学相关理论

目前康复护理学领域广泛应用的护理理论有奥瑞姆自护理论、纽曼系统模式、世界卫生组织的国际功能、残疾和健康分类等。这些理论模式可用于指导临床康复护理实践的实施。

一、奥瑞姆自护理论

（一）奥瑞姆自护理论的主要内容

奥瑞姆自护理论围绕护理的目标，即最大限度地维持及促进服务对象的自理能力，包括3个相关理论结构：自护理论结构、自护缺陷理论结构和护理系统理论结构。自护理论解决"什么是自护、人有哪些自护需求"的问题；自护缺陷理论解决"什么时候需要护理"的问题；护理系统理论解决"如何通过护理系统帮助个体满足其治疗性自护需求"的问题，根据自护需求和患者实施自护的能力分为全代偿系统、部分代偿系统和辅助—教育系统。奥瑞姆自护理论的4个主要概念——人、健康、环境/社会、护理，贯穿于整体护理的全过程。

奥瑞姆将自护理论与护理程序有机地结合起来，通过评估方法及工具，评估服务对象的自理能力及自理缺陷，以帮助服务对象更好地达到自理。她认为护理程序分为以下3个步骤。

1.护理诊断及护理措施的评估

在收集资料的基础上确定患者为何需要护理以及需要何种护理，即在对收集到的资料进行分析和描述的基础上，确定和判断患者的治疗性自护需求。收集的资料包括：患者的健康状况如何；患者对自身健康的认识如何；患者的自护需要是什么；患者的自护力量如何等。分析和判断包括：患者目前和今后一段时间内的治疗性护理需求是什么；患者在完成自护活动时具备哪些能力；就满足治疗性自护需求而言，患者存在哪些自护缺陷；这些自护缺陷是什么性质的，产生的原因是什么；患者在自护力量方面有哪些局限性和潜力；在强化自护知识、学习护理技能、培养自护愿望方面，应如何有效地、持续地将主要的自护措施纳入日常生活与自护计划中。

2.设计及计划调节性的护理活动

依据自护的护理诊断和患者的健康状况，规划一个护理系统，达到使患者恢复健康的目的。可按全补偿、部分补偿或辅助—教育3个系统进行设计，然后把治疗性自护需求的内容加以组织，并选择一些有效补偿自护力量和克服自护缺陷的方法。

3.调整及评价

此阶段要求护士根据设计及计划的结果对患者实施护理，评价护理结果，并根据患者当时的实际情况不断地调整护理方案，以协调和帮助患者恢复和提高自护能力。

（二）奥瑞姆自护理论在康复护理实践中的应用

提高患者的自我护理能力是康复护理的核心目标之一。奥瑞姆自护理论为多种疾病患者的康复护理提供了理论支持，是目前康复护理实践中应用最广泛的理论之一。国内外大量的研究应用证实了奥瑞姆自护理论的临床实用性。奥瑞姆自护理论主要应用于康复患者（尤其是脑卒中偏瘫患者和脊髓损伤患者）、糖尿病患者、肾移植患者、精神缺陷患者、危重症患者、社区老年人的康复护理中。

二、纽曼系统模式

（一）纽曼系统模式的主要内容

纽曼系统模式是围绕压力与系统模式而组成的，是一个综合的、动态的、以开放系统为基础的护理概念性框架，主要考虑压力源对人的作用及如何帮助别人应对压力源，以发展及维持最佳的健康状况。该模式重点叙述了4部分内容：与环境互动的人、压力源、面对压力源人体做出的反应，以及对压力源的预防。

纽曼认为，人是环境持续互动的开放系统。这个系统的结构可以用围绕着一个核心的一系列同心圆来表示。这个同心圆的核心部分是机体的基本结构，由内向外分别是人体的抵抗线、正常防御线和弹性防御线。在这3条线中，弹性防御线保护正常防御线，抵抗线保护基本结构。当个体遭遇压力源时，弹性防御线首先被激活，若弹性防御线抵抗无效，正常防御线受到侵犯，人体会发生反应，出现症状，此时，抵抗线被激活，若抵抗有效，个体又可恢复到通常的健康状态。

在纽曼系统模式中，压力源指可引发紧张和导致个体不稳定的所有刺激。压力源分为内在的压力源、人际的压力源和外在的压力源。这些压力源作用于人体可导致人体产生一系列的压力反应。压力反应不仅局限在生理方面，还是生理、心理、社会文化、精神与发展多方面的综合反应。反应的结果可以是负性的，也可以是正性的。

护理活动的主要功能是可控制压力源或增强人体各种防卫系统的功能，以帮助服务对象保持、维持、恢复服务系统的平衡与稳定，获得最佳的健康状态。纽曼认为护士可根据护理对象对压力源的反应而采取3种不同水平的预防措施。①一级预防：目的是防止压力源侵入正常防御线，保持人作为一个系统的稳定，促进及维护人的健康。此时护理对象系统对压力源没有发生反应，护士主要通过控制或改变压力源来实施护理。②二级预防：目的是减轻和消除反应、恢复个体的稳定性并促使其恢复到原有的健康状态，帮助人获得作为一个系统的稳定。适用于压力源已经穿过正常防御线，人的动态平衡被破坏，出现症状或体征时的情况。护理的重点是帮助服务对象早期发现、早期治疗。③三级预防：目的是帮助服务对象恢复及重建功能，减少后遗症，并防止压力源的进一步损害，维持个体的稳定性、防止复发。适用于人体的基本结构及能量源遭到破坏后。

纽曼发展了以护理诊断、护理目标和护理结果为步骤的护理工作步骤。首先护士需要对个体的基本结构、各防线的特征以及个体内外、人际存在和潜在的压力源进行评估。其次再收集并分析个体在生理、心理、社会文化、精神与发展各个方面对压力源的反应及其相互作用的资料。最后就其中偏离健康的问题做出诊断并排出优先顺序。然后护士与护理对象及其家属一起，共同制定护理目标及为达到这些目标所采取的干预措施并设计预期护理结果。纽曼强调应用一级、二级、三级预防原则来规划和组织护理活动。实施干预后，护士要对干预效果进行评价并验证干预的有效性，评价内容包括个体内、外及人际压力源是否发生了变化，压力源本质及优先顺序是否改变，机体防御功能是否有所增强，压力反应症状是否得以缓解等。

（二）纽曼系统模式在康复护理实践中的应用

纽曼系统模式被广泛应用于康复护理和社区护理实践中，它可作为理论框架指导多种慢性疾病患者的康复护理过程。例如，纽曼系统模式的整体观、三级预防概念以及个人、家庭、群体、社区之间的关联，其与脑卒中的康复目标是一致的，可为促进脑卒中患者的心理、生理和社会康复提供理论支持。

三、国际功能、残疾和健康分类

国际疾病分类是为了对世界各国人口的健康状况和分析死因的差别面对各种疾病作出的国际通用的统一分类。

世界卫生组织新发布的《国际疾病分类》第11版草案首次将传统医学纳入分类系统。

2018年6月18日，世界卫生组织公布了最新的《国际疾病分类》（以下简称为《分类》），其中含有约55000个与损伤、疾病和死因有关的条目。

新版《分类》在原老版的基础上，有了更加详细而完整的分类，条目更加详尽。以"新生物"（Neoplasms）分类为例，第10版将其分为"恶性新生物""原位新生物""良性新生物""不明或未知行为导致的新生物"4种。而在新的11版中，"遗传性癌症易感综合征"等新增其中，总体种类扩充到了8种。

整体上，第11版比第10版多了4个分类。除了"睡眠觉醒障碍""与性健康有关的情况"和"传统医学"外，第10版的第三条："血液和造血器官疾病及涉及免疫机制的某些疾病"分成了两类："血液或造血器官""免疫系统疾病"。

《分类》第11版预先预览版，最终版在2019年5月举行的世界卫生大会上由会员国最终批准，并于2022年1月1日生效。

《国际疾病分类》是确定全球卫生趋势和统计数据的基础，其中含有约5.5万个与损伤、疾病以及死因有关的独特代码，使卫生专业人员能够通过一种通用语言来交换世界各地的卫生信息。

第二章

常用康复护理评定

第一节　疼痛评定

一、概述

（一）定义

2020年，国际疼痛研究协会对疼痛的定义为：疼痛是一种与实际或潜在组织损伤相关的，或类似的不愉快的感觉和情绪情感体验。疼痛评定是指在疼痛治疗前及治疗过程中利用一定的方法测定和评价患者的疼痛程度及性质。

（二）疼痛分类

疼痛根据其发生部位、原因、性质及持续时间，可有多种分类。

1.根据疼痛的持续时间分类

急性疼痛（疼痛持续时间时间<3个月）和慢性疼痛（疼痛持续时间>3个月）。

2.根据疼痛的部位分类

浅表痛（程度剧烈，定位准确，多呈局部性）、深度痛（程度较轻，定位不准确，有时伴有牵涉痛，可出现痛觉过敏区）、中枢痛（主要指脊髓、脑干、丘脑、大脑皮质等中枢部位的刺激而引起的疼痛）。

3.根据疼痛的性质分类

刺痛、灼痛、酸痛、胀痛、绞痛、闷痛、刀割样痛、放射痛等。

4.根据疼痛的原因分类

炎症性疼痛（指生物源性炎症、化学源性炎症所致的疼痛）、机械性痛（机体生物力学失去平衡、解剖位置改变、肌应力异常引起的神经血管受压性疼痛）、神经病理性疼痛（起于末梢至中枢任何部位的病损，剧烈、弥散而持久，包括各种神经痛及其综合征、综合征）、心因性疼痛（无确切的躯体病变，由恐惧和焦虑引起的疼痛）和癌痛。

5.根据疼痛的程度分类

微痛、轻痛、深痛、剧痛。

二、疼痛的临床评价方法

（一）疼痛的定性评估

对于疼痛的定性诊断主要依赖患者对疼痛的描述。比如，可以描述疼痛的性质，如刺痛、灼痛、酸痛、胀痛、绞痛、闷痛、刀割样痛、放射痛等；也可以描述疼痛的部位和范围，如体表痛、内脏痛、放射痛、牵涉痛等。

（二）疼痛的定量评估

目前定量测量疼痛的方法有很多，都是依靠患者对疼痛体验的主观描述，带有一定程度的主观性，且缺乏客观指标。常用方法如下。

1.视觉模拟评分法

视觉模拟评分法（Visual Analogue Scale，VAS）是在白纸上画一条粗直线，通常为10cm，在线的两端分别附注文字，一端为"无痛"，另一端为"最剧烈的疼痛"。患者根据自己所感受的疼痛程度，在直线上某一点做一记号，以表示疼痛的程度及心理上的冲击，从起点至记号处的距离长度也就是疼痛的量。

视觉模拟评分法具有以下优点：①能有效测定疼痛程度；②易于理解和使用；③评分分布均匀；④评分可随时重复进行；⑤与口述描绘评分法比较，用该方法评估疼痛治疗效果更为令人满意；⑥能对疼痛疾患的昼夜变化、疼痛疾患间的区别及治疗作用的时间、过程提供满意的结果。

视觉模拟评分法的缺点：①患者在线上做标记时非常随意，从而易导致标记值与脑中对疼痛的评分不一致；②需要测量直线的长度以得出一个疼痛评分值，不但耗费时间而且有可能发生测量错误情况；③老年人不宜应用，因为其感知直线和标定坐标位置的能力非常低下；④图形的复制和印刷有可能造成直线扭曲以及比例失误，从而影响测量结果。

2.数字分级评分法

数字分级评分法（Numerical Rating Scale，NRS）是一种数字直观的表达方法，此法要求患者用0~10这11个点来描述疼痛的强度，0表示无痛，疼痛较强时增加点数，10表示剧痛。数字评分法的优点是较视觉模拟评分法更为直观；其缺点是患者容易受到数字和描述字的干扰，降低了其灵敏性和准确性。

3.口述描绘评分法

口述描绘评分法（Verbal Rating Scale，VRS）是由一系列用于描述疼痛的形容词组成的，这些形容词以疼痛从最轻到最强的顺序排列，用于评定疼痛的强度。采用的词汇有：无痛、轻度痛、中度痛、重度痛、剧烈痛、最痛。

4.面部表情分级评分法

面部表情分级评分法（Face Rating Scale，FRS）指通过画有不同面部表情的图画来评估的方法。图画分别表示：无痛、有点痛、疼痛轻微、疼痛明显、疼痛严重、疼痛剧烈。此法可用于婴儿、智力低下或其他无法交流的患者。

5.45区体表面积评分法

45区体表面积评分法（The 45 Body Areas Rating Scale，BARS-45）是用来测定疼痛范围及其变化的分析方法，不但能描述疼痛的范围，而且能表示疼痛的强度。具体方法是将人体表面分成45个区域并编号，身体的前面有22个区，身体后面有23个区，让患者将自己疼痛的部位在相应的区域上标明。评分标准：涂盖一区为1分（每区无论涂盖面积大小，即便是涂盖了一个区的一小部分也评为1分），未涂处为0分，总评分表示疼痛的区域。

6.压力测痛法

压力测痛法（Pressure Pain Measurement Method）主要用于痛阈及耐痛阈的评定，特别适用于对骨骼、肌肉系统疼痛的评定。具体方法是将压力测痛计放在患者手指关节等处并逐渐施加压力，同时听取患者反应，然后记录诱发疼痛所需要的压力强度（单位：N或kg／cm^2），此值为痛阈。继续施加压力至不可耐受时，记录最高疼痛耐受限度的压力强度（单位：N或kg／cm^2），此值为耐痛阈。压力测痛法禁用于末梢神经炎的糖尿病、凝血系统疾病、有出血倾向的患者。

7.McGill疼痛问卷（McGill Pain Questionnaire，MPQ）

此方法由罗纳德·梅尔扎克（Ronald Melzack）和沃伦·托格森（Warren Torgerson）提出，是目前临床最常用的多因素疼痛调查评分法。MPQ采用问卷表的形式，包括4类20组疼痛描述词，从感觉（第1～10组）、情感（第11～15组）、评价（第16组）和其他相关类（第17～20组）4个方面进行评定，每个描述词以0～3分进行强度分级。MPQ还采用现时疼痛强度（Present Pain Intensity，PPI）进行评定。PPI将疼痛分为6级：无痛（0分）、轻微疼痛（1分）、引起不适感的疼痛（2分）、具有窘迫感的疼痛（3分）、严重的疼痛（4分）、剧烈的疼痛（5分）。

三、疼痛的相关检查

多数研究表明疼痛的诊断应结合病史、体格检查和辅助检查进行综合分析。

（一）病史

正确深入地了解病史是对疼痛进行评价的重要部分之一，可以提供很多重要的临床资料。需详细了解疼痛的部位、性质、分布范围、强度、持续时间、疼痛发作的方式。应询问患者疼痛的部位，是否向他处放射；疼痛性质的描述，根据患者的描述，给患者提供规范的描述词汇和常用术语；疼痛的强度如何；疼痛的时间特点、是否有规律；诱发疼痛的因素；减轻或加重疼痛的因素；伴随症状及伴发疾病。

（二）体格检查

对身体的检查主要是通过体检验证从病史中得到的可疑症状，提出初步的诊断。

1.生命体征及体位

患者的意识、表情、生命体征检查、体位、姿势、步态。

2.颅神经检查

人类共有12对颅神经，对有头痛和颈部疼痛的患者，应进行颅神经检查。其中重点检查三叉神经、面神经、动眼神经、滑车神经、展神经、舌咽神经及迷走神经等。

3.周围神经检查

要结合运动系统检查，主要注意脊神经运动及感觉功能，浅反射和病理反射情况，注意肌力和肌张力情况。

4.运动系统检查

许多疼痛性疾病与脊椎、关节、肌肉、肌腱、韧带等病变有关，所以运动系统的检查十分重要。

（三）辅助检查

1.X线检查

X线摄影能显示2mm以上有早期病灶的细微结构，尤其对大多数骨关节疾患，据平片可做出对疼痛的定性、定量或定位性诊断。

2.CT检查

CT具有高密度分辨力的特点，适用于脑、肝、胰、肾、腹腔包块及颈、胸腰椎管的占位病变的诊断，CT结果有助于分析疼痛的性质。CT对腰椎间盘突出症的诊断特异性和敏感性较高。

3.磁共振

磁共振在神经、血管、脊髓病变方面的诊断具有一定优势。

4.超声

超声诊断的优点：无创、无辐射、易于移动；可以连贯、动态地观察脏器的运动和功能；可结合多普勒技术监测血液流量、方向。

5.全身骨扫描

利用放射性核素在骨矿中的聚集而产生的放射线成像。

6.肌电图诊断

可描记神经肌肉单位活动的生物电流，在临床上主要用于周围神经损伤、神经根压迫性疾病、肌肉萎缩的检查和治疗。

7.红外热成像

红外热成像技术具有特异性，由于热图能灵敏反映0.05℃的温差，因此可早期检出小的占位性病变。红外热成像技术可用于早期探查、追踪观察、疾病诊断、疗效评价等，可以定性、定量、定位。

第二节　吞咽功能评定

一、概述

（一）定义

吞咽是指人体从外界经口摄入食物并经食管传输到达胃的过程。根据食物通过的部位一般可分为口腔期、咽期、食管期，口腔期又分为口腔准备期和口腔推送期。吞咽障碍是指由于下颌、双唇、舌、软腭、咽喉、食管等器官结构和（或）功能受损，不能安全有效地把食物输送到胃内的疾病。广义的吞咽障碍概念应包含认知和精神心理等方面的问题引起的行为异常而导致的吞咽和进食问题，即摄食吞咽障碍。引起吞咽障碍的常见疾病有中枢神经系统疾病、颅神经病变、神经肌肉接头疾病、肌肉疾病、口咽部器质性病变、消化系统疾病、呼吸系统疾病等。

（二）临床表现

常见的吞咽障碍的临床表现有：①口水或食物从口中流出，或长时间含于口中不吞咽；②咀嚼困难或疼痛；③进食过程中需频繁清理口腔，或进食后食物粘在口腔或喉部；④进食或喝水时出现呛咳；⑤食物或水从鼻腔流出（鼻腔反流）；⑥需要额外的液体将食物湿化或帮助吞咽；⑦声音喑哑、湿润；⑧不能进食某些食物，或进食习惯改变；⑨反复发作的肺炎或是不明原因的发热。由此引发的并发症可能有误吸、吸入性肺炎、营养不良及心理与社会交往障碍。误吸是指将口咽部内容物或胃内容物吸入声门以下呼吸道的情况，是吞咽障碍最常见的并发症，可能发展为吸入性肺炎。因吞咽障碍会导致患者经口进食的量减少，因此可能导致患者脱水、电解质紊乱及营养不良。由于患者不能经口进食、佩戴鼻饲管等原因，可能使患者产生抑郁、社交隔离等精神心理症状。

（三）评定目标

（1）了解患者是否存在吞咽障碍及吞咽障碍的类型、严重程度、预后。

（2）找出吞咽过程中存在的解剖和生理异常，预防并发症。

（3）为制订治疗方案、评定康复治疗效果、指导安全喂食和健康宣教提供客观依据。

（四）评定流程

吞咽功能的评估流程建议由筛查开始，通过筛查初步判断是否存在吞咽障碍及其风险程度，如果有或高度怀疑有风险，则做进一步的临床功能评估和（或）仪器检查。

二、吞咽功能评定

（一）筛查

筛查可以初步了解患者是否存在吞咽障碍以及障碍的程度，如进食时呛咳、进食后口腔有食物残渣等表现。其主要目的是找出吞咽障碍的高危人群，决定是否需要做进一步检查。推荐筛查工作由护士完成，筛查方法包括检查法和量表法。

1.症状筛查

通过问诊法及观察法筛查患者是否存在吞咽障碍的临床症状，吞咽障碍的临床症状可见上述内容。

2.反复唾液吞咽试验

患者取座位，检查者将手指放在患者的喉结及舌骨处，观察30秒内患者吞咽的次数和活动幅度。

3.饮水试验

患者取座位，像平常一样喝下30mL的温水，然后观察和记录饮水时间、有无呛咳、饮水状况等，进行分级与判断。

4.进食评估问卷调查工具（Eating Assessment Too-10，EAT-10）

EAT-10有10项吞咽障碍相关问题。每项评分分为4个等级，0分无障碍，4分严重障碍，一般总分在3分及以上视为吞咽功能异常。EAT-10有助于识别误吸的征兆和隐性误吸、异常吞咽的体征。与饮水试验合用，可提高筛查试验的敏感性和特异性。

（二）临床吞咽评估

临床吞咽评估包括临床相关病史、患者主观上吞咽异常的详细描述、吞咽器官的评估和进食评估。

1.临床相关病史

全面的病史包括患者相关的既往史、高级脑功能和意识状态、认知功能、肺部情况、服药史和营养状态。

2.主观上吞咽异常的详细描述

如吞咽困难发生时间及持续时间、频率、加重和缓解的因素、症状、继发症状；观察是否存在气管套管、鼻饲管或胃造瘘以及目前的进食方式与食物类型。

3.吞咽器官的评估

主要评估唇、下颌、软腭、舌、喉等与吞咽有关的解剖结构的完整性、对称性、感觉敏感度、运动功能等，以及咀嚼肌的力量。

（1）直视观察

观察口腔各结构的形态及黏膜的完整性，包括唇结构及黏膜有无破损，两颊黏膜有无破损，唇沟和颊沟是否正常，硬腭（高度和宽度）的结构，软腭和悬雍垂的形态，腭、舌咽弓的完整性，舌的外形及表面是否干燥、结痂，牙齿及口腔分泌物状况等。

（2）唇、颊部的运动

静止状态唇的位置，有无流涎，露齿时口角收缩的运动、闭唇鼓腮、交替重复发"u"和"j"音，观察会话时唇的动作。咬肌是否有萎缩，是否有力。

（3）颌的运动

静止状态下颌的位置，言语和咀嚼时颌的位置，张口时颞颌关节活动度是否正常，是否能抗阻力运动。

（4）舌的运动

静止状态下舌的位置，伸舌运动、舌抬高运动、舌向两侧的运动、舌的交替运动、言语时舌的运动及抗阻运动。舌的敏感程度，是否过度敏感及感觉消失，舌肌是否萎缩，是否有震颤。

（5）软腭的运动

发"a"音观察软腭的抬升，言语时是否有鼻腔漏气，刺激腭弓是否出现呕吐反射。

（6）喉功能

主要评估音质、音量的变化，发音控制及范围，主动地咳嗽、喉部的清理，喉上抬能力等方面。喉上抬能力反映患者的吞咽动作，其检查方法为检查者将手放于患者下颌下方，手指张开，示指轻放于下颌骨下方的前部，中指放在舌骨，环指放于甲状软骨的上缘，小指放于甲状软骨下缘，嘱患者吞咽时，以环指的甲状软骨上缘能否接触到中指来判断喉上抬的能力。正常吞咽时，甲状软骨上缘能碰及中指。

4.进食评估

通过评估患者进食时的意识程度，对食物的认识，进食过程唇、舌、咀嚼运动，食团运送情况，有无呛咳、食物残留等相关内容，确定摄食—吞咽过程中各个阶段出现的问题。

进食评估过程中可通过调节患者进食的体位和食物的性状，观察体位改变和食物性状调整对进食的代偿作用。通常，评估时的体位选择为正坐位。对于不能坐起的患者，可尝试30°仰卧、颈部前屈的半坐卧位，该体位由于重力的作用，使食物不易从口中漏出，食团容易向舌根运送，还可以减少鼻腔反流及误咽的危险。此外，还可调整颈部姿势，如低头、转头、侧头、仰头等。观察时使用的食物有：①稀流质食物，如水、清汤、茶、牛奶等食物；②浓流质食物，即蜂蜜样食物，如酸奶、羹类、加入增稠剂的汤水等；③糊状食物，如米糊；④固体食物，如饼干、面包等。

容积—黏度吞咽测试（Volume–Viscosity Swallow Test，V–VST）是由西班牙Pere Clave教授在20世纪90年代设计，主要用于吞咽障碍患者进食安全性和有效性的风险评估，帮助患者选择摄取液体量最合适的容积和稠度。一般测试时选择的容积分为：少量（5mL）、中量（10mL）、多量（20mL）3种。稠度分为：低稠度（水样）、中稠度（浓糊状）、高稠度（布丁状）。按照不同组合，完整测试共需9口进食，观察患者吞咽的情况，根据安全性和有效性的指标判断进食有无风险。

（1）安全性方面的临床特征

提示患者可能存在误吸，导致呼吸系统并发症、肺炎的相关风险，基于安全性方面征象，以下指标可判断是否有必要增加稠度后继续检测，或暂停测试。其观察指标有：①咳嗽，吞咽相关的咳嗽提示部分食团已经进入呼吸道，可能发生了误吸；②音质变化，吞咽后声音变得湿润或沙哑，提示可能发生了渗漏或误吸；③血氧饱和度水平下降，基础血氧饱和度下降5%，提示发生了误吸。

（2）有效性方面的临床特征

提示患者未摄取足够热量、营养和水分，可能导致营养不良和脱水等相关风险，因其不会使患者的健康受到威胁，故没有调整稠度的必要。基于有效性方面的特征，需进行以下相关记录：①唇部闭合，闭合不完全导致部分食团漏出；②口腔残留，提示舌的运送能力受损，导致吞咽效率低；③咽部残留，提示咽部食团清除能力受限；④分次吞咽，无法通过单次吞咽动作吞下食团，降低摄取有效性。

（三）特殊检查

特殊检查包括吞咽造影检查、电视内窥镜吞咽功能检查、超声检查、测压检查以及表面肌电图检查等。特殊检查需要专门的设备和技术人员，在一定程度上限制了其在临床上的广泛应用。

1.吞咽造影检查

在X线透视下观察患者吞咽不同黏稠度、不同剂量的造影剂包裹的食团情况，并通过侧位及前后位成像对吞咽的不同阶段的情况进行评估，也能对舌、软腭、咽喉的解剖结构和食团的运送过程进行观察。吞咽造影检查是目前公认的最全面、可靠、有价值的吞咽功能检查方法，是吞咽障碍诊断的"金标准"。通过这项检查，临床上可以明确患者是否存在吞咽障碍，发现吞咽障碍的结构性或功能性异常的病因、部位、程度、所属分期和代偿情况，判断有无误吸，尤其是会导致肺炎的高危隐性误吸。该检查还评价代偿的影响，如能否通过特殊吞咽方法或调整食物黏稠度来减轻吞咽障碍，为治疗措施（进食姿态和姿势治疗）的选择和疗效评估提供依据。检查过程中，治疗师可观察何种食物性状及姿势代偿更适合患者。

2.电视内窥镜吞咽功能检查

使用喉镜经过咽腔或鼻腔直观观察会厌、会厌谷、舌根、咽壁、喉、梨状隐窝等结构以及这些结构在呼吸、发音、咳嗽、屏气和吞咽食物时的运动。还可让患者吞咽液体、浓汤或固体等不同黏稠度食物，以便更好地观察吞咽启动的速度、吞咽后咽腔残留，以及有无食物进入气道等情况，由此评估吞咽功能及误吸风险。

3.测压检查

测压检查是目前唯一能定量分析咽部和食管力量的检查手段。由于吞咽过程中咽部期和食管期（或者是咽部和食管）压力变化迅速，因此可使用带有环周压力感应器的固体测压管进行检查，每次吞咽过程中，压力传感器将感受到的信息传导到电子计算机，计算机对其进行整合及分析，得到咽收缩峰值压及时间、食管上段括约肌静息压、松弛率及松弛时间。根据数据，分析有无异常的括约肌开放、括约肌的阻力和咽推进力。

4.超声检查

通过放置在颏下的超声波探头（换能器）对口腔期、咽部期吞咽时口咽软组织的结构和动力，舌、舌骨、喉的运动，食团的转运及咽腔的食物残留情况要进行定性分析。超声检查是一种无创无放射性检查，能在床边进行，并能为患者提供生物反馈。与其他检查比较，超声检查对发现舌的异常运动有明显的优越性，尤其在儿童患者中。但是，超声检查只能观察到吞咽过程的某一阶段，而且由于咽喉中气体的影响，对食管上括约肌的观察不理想。

5.表面肌电图检查

用于咽喉部的肌电图检查一般为表面肌电图（Surface Electromyogram，SEMG），即将电极贴于吞咽活动肌群表面，检测吞咽时肌群活动的生物电信号。标准化肌电图检查技术是选择以下4组肌群进行评估：上下口轮匝肌、咀嚼肌、颏下肌群（包括二腹肌前腹、下颌舌骨肌、颏舌骨肌）、舌骨下肌群。

第三节　神经源性肠道评定

一、概述

（一）定义

神经源性肠道是支配肠道的中枢神经或周围神经结构受损或功能紊乱导致的排便功能障碍。多表现为大便失禁和（或）大便排空困难。常见于脊髓损伤、脑卒中、脑外伤、脑肿瘤、多发性硬化、糖尿病等。

（二）分类

根据排便反射是否存在，可将神经源性肠道分为反射性肠道和弛缓性肠道两类。

1.反射性肠道

该型神经源性肠道功能障碍多由骶髓（S_2）以上的中枢神经病损引起。特点是：①低级排便反射弧完整，但高级中枢对排便反射的抑制减弱；②直肠肛门协调性运动受损，结肠传输时间延长；③肛门内括约肌的静息张力增加；④肛门外括约肌难以受意识控制而放松。

2.弛缓性肠道

该型神经源性肠道功能障碍多由骶髓（S_2）及以下的中枢神经病损引起，多见于圆锥或马尾神经病变、多发神经病、盆腔手术等。特点是：①由于排便的低级反射弧被破坏，排便反射活动消失；②结肠传输时间显著延长；③肛门内括约肌张力下降；④肛门外括约肌静息张力降低。

值得注意的是，部分S_2以上神经病损的患者仍然无排便反射，而一些圆锥或马尾神经损伤的患者也可保留排便反射。

（三）评定目的

判断排便障碍的原因及类型，了解排便障碍对患者的生理、心理、社会交往造成的影响及排便障碍所导致的并发症，并据此进行护理干预，目的是建立有效的排便规律，减少失禁或减轻排空困难，减少排便障碍所导致的并发症及对患者心理、生理及日常生活的影响。从而提高患者的生活质量。

二、排便的解剖生理

（一）解剖学及神经学基础

1.大肠的运动和排便

大肠（large intestine）是消化道的最后一段，将大约长1.5m的肌肉管结构分为盲肠、结肠、直肠和肛管，其中结肠又分为升结肠、横结肠、降结肠和乙状结肠4个部分。

大肠的运动形式有：袋状往返运动、分节或多袋推进运动、蠕动。食物残渣在大肠内停留一般在10小时以上，这一过程中，残渣中的部分水分、无机盐和维生素被吸收，同时经过细菌发酵和腐败作用形成的产物，加上脱落的肠黏膜上皮细胞和大量的细菌共同构成粪便。

大肠麻痹或传输减慢，会增加粪便在肠道的时间，水分进一步被吸收，大便干结，常引起便秘。肠蠕动加快、分泌增加则会引起腹泻。

2.排便的神经支配

排便的神经中枢分别位于大脑皮质和骶髓。排便过程受副交感神经、交感神经和躯体神经控制。

（1）副交感神经

副交感神经中枢位于$S_2 \sim S_4$的侧角，其冲动经盆神经传出。兴奋时增进肠道的活动性，使降结肠、乙状结肠和直肠收缩，肛门内括约肌松弛而协助排便。

（2）交感神经

起源于$T_{11} \sim L_2$的侧角，其纤维经腹下神经丛支配肠道。交感神经的功能在于增进肠道的贮存功能，使肛门内括约肌收缩以保持对粪便的控制。

（3）躯体神经

控制排便的躯体神经为阴部神经。其神经核在$S_2 \sim S_4$的前角，其纤维支配肛门外括约肌和耻骨直肠肌。非排便期这些肌肉持续收缩而保持对粪便的控制功能。

三、正常的排便过程

排便是一种反射活动，正常人的直肠内没有粪便，当肠的蠕动将粪便推入直肠时，刺激直肠壁内的感受器，神经冲动通过盆神经、腹下神经等传达到脊髓腰骶段的初级排便中枢，同时冲动传至大脑皮质产生便意和排便反射。这时通过盆神经传出的冲动使降结肠、乙状结肠和直肠收缩，肛门内括约肌松弛，同时阴部神经的冲动减少，肛门外括约肌松弛使粪便排出体外。同时，支配腹肌和膈肌的神经兴奋，腹肌和膈肌也发生收缩，腹内压增加，共同促进粪便排出体外。

四、神经源性肠道评定

（一）病史

询问患者是否有神经系统疾病、胃肠道疾病等影响直肠功能的病史，是否服用引起排便异常或辅助排便的药物或食物，是否有家族便秘史及精神病史。评估患者胃肠功能的现状，需要的辅助排便措施，实施单次排便的耗时，评价独立排便的能力、排便的体位。

（二）体格检查

1.精神状态

评估患者的意识及精神状态、认知能力、语言表达能力。

2.腹部检查

腹部是否有膨隆、是否触诊有硬块（或索状肿物），叩诊及听诊是否出现肠鸣音异常。

3.运动及感觉功能检查

对于脊髓损伤患者，需评估患者的感觉平面及运动平面，分析神经损伤阶段及对排便相关神经功能的影响。

4.神经反射检查

主要用于神经损伤的定位，确定损伤平面。

5.肛门直肠检查

（1）肛门视诊
主要观察肛门周围皮肤是否完整，是否有失禁所致皮损等并发症，有无外痔、息肉、直肠脱垂、肛裂、肛瘘等。有异常情况时需对该情况进行分析。

（2）肛门指检
检查者右手示指戴手套并涂以润滑剂，缓慢插入肛门进行直肠检查。检查的内容包括：直肠或肛门处是否有大便嵌顿，大便性状及软硬情况、大便嵌顿的位置等，如果大便较干结无法排出，可使用手指挖出，辅助患者排便。检查肛门的张力：用手指感觉肛门外括约肌的张力及控制力、直肠内的压力。肛门自主收缩：自主性的肛门提肌收缩可以增加肛门括约肌的压力，检查者将手指放入患者直肠内，嘱患者做缩肛运动，感受是否有动作及运动的压力。

（三）实验室和影像学检查

1.粪便的分析

检查粪便的量、颜色、性状、气味，以及粪便成分是否异常，比如是否含有白细胞、红细胞等。注意评估时，不能仅使用大便次数评估是否异常，便秘患者也可出现大便次数正常而量极少的情况，患者家属常认为此为正常情况，所以评估时需要全面了解。

2.粪便造影

将一定量的钡糊注入直肠，在X线下模拟排便过程，动态观察肛门直肠的功能及解剖结构的变化。主要用于肛门直肠疾病诊断。

3.纤维肠镜

主要是排除肠道的器质性疾病。

（四）其他专科辅助检查

1.排便日记

让患者养成记录排便情况的习惯，记录内容包括：排便时间、大便的量及性状、大便失控次数、辅助排便的方法及作用、辅助排便辅具及药物等，同时记录饮食、运动情况。

2.肛门直肠压力

使用胃肠压力测定系统，选用特制导管。检查前排空大小便，不灌肠、不做直肠指检及直肠镜检。患者取右侧屈膝卧位，髋关节屈曲90°，均匀呼吸，不屏气，使躯体和肛管放松，配合检测。检测前休息2~10分钟，以便患者适应导管。检查方法：静息压，患者完全放松20~30秒时所检测到的压力。缩榨压，即最大自主缩榨压，嘱患者用力收缩肛门10~20秒，正常情况下肛门外括约肌可收缩并持续3~5秒，如小于3秒则为异常。压榨压，也称排便压，嘱患者用力排便模拟动作，此时肛门外括约肌松弛，30秒后重复检查1次。

3.Wexner便秘评分表

这是使用较广泛并具有较好信效度的量表。最低分0分，最高分30分，分数越高表示便秘越严重。

4.球囊逼出实验

此方法简单、易行，可作为功能性排便障碍的筛选方法。此方法可反映肛门直肠对球囊的排出能力，健康人在60秒内排出球囊，但结果正常不能完全排除盆底肌不协调收缩。

五、评定时机和注意事项

（一）评定时机

1.评估应从急性期开始

神经源性肠道功能评定应在急性期实施，对患者制订针对性肠道护理干预计划，避免肠道功能的进一步恶化，可以有效预防肠道并发症的发生，从而逐渐改善患者整体肠道状况。

2.根据疾病进展分阶段评定

应据病情进展进行评定，并修改针对性护理计划，如脊髓休克期损伤平面以下丧失感觉、运动、反射活动，这一时期直肠及肛门是无反射和蠕动的，导致麻痹性肠梗阻。当脊髓休克期、麻痹性肠梗阻消退，肠鸣音便恢复，肛门张力会产生改变。对于反射功能等评定，应从脊髓休克期开始定期检查，直到脊髓休克期消退。

3.出院后评定和随访

绝大部分患者在住院期间并不能完全解决神经源性肠道的问题，对于神经损伤严重患者，其后生活都需要辅助排便，出院后的评定和随访不仅能够保证患者出院后仍接受辅助排便，加速康复，还极大地提高患者的生活质量并减少并发症的发生。

（二）注意事项

1.应对神经源性肠道患者进行综合评估

神经源性肠道的评定包括病史、实验室检查、体格检查、辅助检查等，这些评定对于提高患者生活质量、规范肠道护理管理也尤为重要。

2.应对照顾者的能力进行评估

约5%患者的排便需要依赖他人帮助才能完成，故对照顾者照顾能力的评定及指导，对于患者持续化肠道管理、预防并发症发生及提高生活质量尤为重要。肠道护理在家或社区进行前应评估其可行性，包括：费用问题、供货问题、残存功能、房间布局等。

3.应检查配备的肠道管理设备是否安全

比如肠道管理设备或沐浴椅的安全性，其中坐垫的填充物及制动装置最为重要，最关键的是方便肛门区域的操作。跌倒是使用肠道护理椅时常发生的意外，特别是对于平衡功能差、有肢体痉挛的患者更易发生。对这类患者必须配备安全带。

4.应监测患者心理状态

随着医学的发展，患者的生存期得以延长，54%的患者主诉肠道功能障碍是引起其心理抑郁的原因之一。故评估肠道障碍对于生活、社交及心理的影响及患者的应对方式和心理尤为重要。

5.应评估患者或照顾者的知识和技能

护士应注意评估患者或照顾者是否具有识别和处理常见肠道问题的能力，包括急性期回肠炎、胃溃疡和后期的便秘、梗阻、腹泻、痔、自主性反射障碍。

6.应定期评价护理干预计划的效果

护理干预后是否出现排便管理效果不佳，如出现便秘、胃肠道症状、计划外或延迟的排便，应评估护理措施的有效性，同时对患者的依从性进行评估。

第四节　神经源性膀胱评定

一、概述

（一）定义

神经源性膀胱（neurogenic bladder，NB）是由于神经控制机制出现紊乱而导致的下尿路功能障碍，通常需在存有神经病变的前提下才能诊断。根据神经病变的程度及部位的不同，神经源性膀胱有不同的临床表现。此外，神经源性膀胱可引起多种并发症，最严重的是上尿路损害、肾衰竭。

（二）分类

随着对排尿生理机制认识的日益深化，对神经源性膀胱功能障碍的分类亦在发展。国际常用的分类包括根据临床表现和尿流动力学特点制定的分类方法和欧洲泌尿协会（European association of urology）提供的Madersbacher分类方法。

（三）评定目的

（1）评价下尿路功能，确定膀胱流出尿液梗阻的程度。
（2）为制订康复治疗计划提供客观依据。
（3）动态地观察膀胱逼尿肌和尿道外括约肌的功能状态。
（4）评定康复治疗的效果。
（5）开发新的更有效的康复治疗手段。

二、储尿与排尿的解剖生理

（一）解剖学基础

储尿与排尿控制的外周结构主要由膀胱逼尿肌和尿道括约肌组成。膀胱逼尿肌由内纵、中环和外纵三层平滑肌纤维相互交错排列而成。尿道括约肌又分为功能性内括约肌（包括近端尿道平滑肌和膀胱颈）和解剖学外括约肌（盆腔与尿道周围横纹肌）。随着膀胱储尿量增加，尿道内括约肌压力不断增高，使近端尿道压力高于膀胱内压力，阻断尿液流出。膀胱收缩时，膀胱颈和近端尿道括约肌阻力下降，尿液排出。尿道外括约肌属骨骼肌，受意志控制，储尿期收缩，排尿期松弛。

（二）神经学基础

中枢神经系统各部分在控制储尿和排尿功能中的主要作用如下。

1.大脑皮质

（1）额叶：存在膀胱逼尿肌运动中枢。在正常储尿期，该中枢抑制排尿反射。损伤时可出现膀胱逼尿肌反射亢进，常表现为尿失禁。

（2）旁中央小叶（中央前回和中央后回的上部）：控制尿道外括约肌和盆底肌等骨骼肌的随意活动。

2.丘脑

在排尿冲动的传递方面起上传下达的作用。

3.内囊

为白质纤维，大脑皮质所有与排尿有关的神经纤维均经过此部。

4.基底节

可影响与控制膀胱逼尿肌的活动，如帕金森病的患者基底核变性后会产生膀胱逼尿肌反射亢进，如急迫性尿失禁。

5.边缘系统

通过与下丘脑和脑干网状结构间的联系，控制全部自主神经系统。

6.小脑

（1）维持尿道外括约肌和盆底肌等骨骼肌的张力。

（2）控制尿道外括约肌和盆底肌等骨骼肌的收缩节律和强度。

（3）配合脑桥抑制膀胱逼尿肌收缩。

（4）协调膀胱逼尿肌和尿道外括约肌的活动。

7.脑桥

存在排尿中枢（M区）和储尿中枢（L区），具有排尿、储尿两相转换的开关机制。M区兴奋可使膀胱逼尿肌收缩，尿道括约肌和盆底肌松弛。L区兴奋则使膀胱逼尿肌松弛，尿道括约肌和盆底肌收缩。

脑桥及其以上的神经通路损伤时，可出现：①自主控制排尿的能力减退，表现为主动启动、中断或延迟排尿的能力减弱。②排尿期骶髓逼尿肌中枢不能得到上位神经中枢的易化作用；膀胱逼尿肌不能产生持久而有力的收缩；同时排尿期骶髓逼尿肌中枢、阴部神经中枢和胸腰段交感中枢间失去上位神经的协调作用，出现膀胱逼尿肌和尿道括约肌失协调。③储尿期骶髓逼尿肌中枢失去上位神经的抑制作用，表现为膀胱逼尿肌亢进。④传入神经通路损害，储尿期的感觉缺失或减退。

8.脊髓

脊髓是控制下尿路活动的下级中枢，根据脊髓在排尿和储尿过程的不同作用，将其分为3个中枢。

（1）骶髓逼尿肌中枢：$S_2 \sim S_4$为脊髓的副交感中枢，主要支配膀胱逼尿肌的活动，兴奋时膀胱逼尿肌收缩。

（2）骶髓阴部神经中枢：$S_2 \sim S_4$脊髓前角为尿道外括约肌的初级控制中枢，冲动经阴部神经传出，控制尿道外括约肌和盆底肌等骨骼肌的收缩和舒张。

（3）胸腰段交感神经中枢：$T_{11} \sim L_2$为脊髓的交感中枢，兴奋时使膀胱逼尿肌松弛，膀胱颈和近端尿道括约肌收缩。

三、储尿和排尿过程

（一）储尿过程

良好的储尿反射是由副交感神经的完全抑制、交感神经及躯体神经的激活来完成的。副交感神经的抑制作用机制为：膀胱充盈的兴奋冲动沿盆神经传入骶髓，其中一部分冲动对骶髓逼尿肌中枢直接产生抑制作用；另一部分冲动从骶髓上传到大脑皮质，当大脑皮质没有发出排尿指令时，大脑经下行神经纤维对骶髓逼尿肌中枢也产生抑制作用。交感神经的激活作用机制为：膀胱充盈的兴奋冲动沿盆神经传入脊髓，上行兴奋脊髓胸腰段的交感神经元，发出冲动经腹下神经作用于：①兴奋膀胱逼尿肌的 β 受体，松弛膀胱逼尿肌，保持膀胱内低压状态；②兴奋膀胱颈和后尿道的 α 受体，增加膀胱出口阻力以防尿液流出；③抑制副交感神经的活性。另外，在储尿过程中，如果大脑没有排尿指令，将加强阴部神经（属于躯体神经）的兴奋，产生随意性的尿道外括约肌收缩。随着膀胱容量的增加，尿道外括约肌的活动也逐步增加。

（二）排尿过程

在充盈的初始阶段，膀胱内没有任何感觉；当膀胱充盈到一定程度时，膀胱壁的牵张感受器受到刺激而兴奋，发出冲动沿盆神经传入骶髓排尿中枢，再经脊髓上传至脑桥排尿中枢和大脑额叶皮质。当大脑额叶发出允许排尿的指令时，脑桥启动排尿程序，排尿中枢 M 区活动，兴奋骶髓逼尿肌中枢，通过副交感神经兴奋 M 受体使膀胱逼尿肌收缩；同时抑制脊髓胸腰段交感中枢的活性，使膀胱颈、后尿道阻力下降；另外还抑制阴部神经的兴奋性，松弛尿道外括约肌，从而排出尿液。

四、神经源性膀胱评定

神经源性膀胱的评定包括询问病史、症状评估、体格检查、实验室检查及仪器检查。

（一）询问病史

（1）有无遗传及先天性病史，如先天性脊柱裂、脊膜膨出等发育不良疾病。

（2）是否有中枢或外周神经系统损伤及疾病史，如脑卒中、脊髓损伤、马尾神经损伤、帕金森病、腰椎间盘突出症等病史。

（3）既往治疗史，如神经系统手术史、泌尿系统或盆腔手术史、外伤等；用药史，如抗胆碱能药物、α 受体阻滞药等；是否已接受膀胱相关治疗与干预，目前的膀胱管理方法如挤压排尿、留置尿管等。

（4）代谢性疾病史，如糖尿病（可导致外周神经损伤），询问病史时需要了解血糖治疗及控制情况。

（5）社会及心理方面，了解患者的生活环境、日常生活饮食习惯等。

（二）症状评估

1.下尿路症状

包括储尿期、排尿期及排尿后症状，如尿急、尿频、尿痛、尿失禁、排尿困难等。

2.膀胱感觉异常症状

膀胱充盈期感觉及尿意感。

3.神经系统症状

神经系统原发疾病症状及治疗后症状、肢体感觉运动功能、自主神经过反射等。

4.肠道症状

评估是否有大便失禁、便秘、里急后重感等。

5.其他症状

如尿液的颜色性状改变、腰痛、盆底疼痛等；性功能方面改变如性欲下降、男性勃起困难、女性性交感觉异常等。

（三）体格检查

评估患者的意识、精神状态、认知、膀胱充盈期及排尿后生命体征的变化，四肢感觉运动功能，躯体感觉运动平面、脊髓损伤患者损伤平面，日常活动能力、手功能，会阴部的感觉及运动功能，球海绵体反射，肛门括约肌及盆底肌自主收缩功能等。

（四）实验室检查

根据医嘱进行血常规、尿常规、细菌培养、细菌计数、药敏试验、血尿素氮、血肌酐等检查。

（五）仪器检查

1.膀胱残余尿的测定

排尿后膀胱内残留的尿液称为残余尿。正常女性残余尿量不超过50mL，正常男性不超过20mL。若残余尿量>100mL，需要采用导尿等方法辅助排出。测定残余尿量常用的方法有导管法和B超法。

2.膀胱容量和压力测定

膀胱容量压力评定仪是运用压力传感器，测定膀胱在储尿期与排尿期内压的变化，通过计算机软件界面实时检测获得评估信息的技术。通过评估膀胱储尿期逼尿肌和尿道括约肌的运动功能及膀胱感觉功能，获得逼尿肌活动性和顺应性、膀胱内压力变化、安全容量等信息，以指导膀胱康复训练及治疗。

目前，公认的膀胱安全压力上限是$40cmH_2O$（$1cmH_2O=0.098kPa$）。虽然排尿期压力可以允许有短暂的升高，但如果排尿时间延长，膀胱内压力长时间高于$40cmH_2O$，将造成上尿路引流不畅，损害肾功能。膀胱内不超过安全压力时的最大容量被称为安全容量。

3.尿流动力学检查

尿流动力学检查是借助流体力学及电生理、神经生理学的原理和方法，对泌尿道输送、储存和排泄等功能进行动态观察，较全面而完整地反映各种变化，并提供客观依据。主要通过监测膀胱储尿期容积压力变化、尿流率、尿道压力分布测定、膀胱和尿道有关肌肉电生理活动与神经生理情况，从而反映下尿路功能。尿流动力学检查有助于准确诊断及治疗神经源性膀胱。

（1）尿流率测定

尿流率为单位时间内排出的尿量（mL/s），主要反映排尿过程中膀胱逼尿肌与尿道括约肌相互作用的结果，即下尿路的总体功能情况。主要参数有最大尿流率、尿流时间及尿量等。尿流率受性别、年龄和排尿等因素的影响。

（2）膀胱压力容积测定

包括膀胱内压、直肠内压（腹压）及膀胱逼尿肌压（膀胱内压减去直肠内压）。正常压力容积测定为：①无残余尿；②膀胱充盈期内压维持在 10 ~ 15cmH$_2$O，顺应性良好；③没有无抑制性收缩；④膀胱充盈过程中，最初出现排尿感觉时的容积为100 ~ 200mL；⑤膀胱总容积400 ~ 500mL；⑥排尿及中止排尿受意识控制。

（3）尿道压力分布测定

尿道在储尿期呈封闭状态。若在储尿期，在尿道内插入一尖端有侧孔的导尿管，由于尿道黏膜的柔软性及可塑性，在尿道外层张力的作用下，将尿道封闭起来。若由导尿管注入液体，尿管内液体的压力将作用于尿道黏膜上，若液体压超过尿道压力，则把黏膜推开，液体进入尿道腔内，推开黏膜所需要的静压力即代表尿道侧孔处尿道压。主要参数包括最大尿道压、最大尿道闭合压、尿道功能长度等。

（4）尿道外括约肌肌电图

可用来了解尿道外括约肌的功能状态，是确定尿道肌肉神经支配是否异常的可靠检查项目。由于尿道外括约肌与肛门括约肌神经支配基本相同，可用肛门括约肌反映尿道外括约肌的活动情况。在正常排尿周期中，膀胱充盈期间尿道外括约肌呈持续活动，排尿时肌电活动突然中止，排尿完毕，肌电活动重新出现。

第五节　心理评估及心理康复护理

一、心理评估

心理功能评定是指利用心理测验所得材料，连同测验以外的方法如个案史法、调查法、观察法取得信息作出综合判断，对人的心理特征进行量化概括和推断。目的是为康复治疗提供依据，对康复效果进行评价预测，为患者回归社会做准备。本节介绍的心理评定中的情绪测验，主要是焦虑和抑郁的评定。

（一）焦虑的评定

焦虑可表现为紧张不安和忧虑的心境，常伴注意困难、记忆不良、对声音敏感和易激惹等心理症状和血压升高、心率加快、骨骼肌紧张、头痛等躯体症状。

焦虑的评定可以用他评量表和自评量表。

1.他评量表

以汉密尔顿焦虑评定量表（Hamilton Anxiety Scale，HAMA）最为常用。内容包括焦虑心境、紧张、害怕、失眠、认知障碍、抑郁心境，以及肌肉系统、感觉系统、心血管系统、呼吸系统、胃肠道、生殖泌尿系统等躯体症状，自主神经功能障碍、会谈时行为表现等14项内容。按照各种症状对生活与活动的影响程度进行4级评分，总分小于7分表示没有焦虑，超过7分可能有焦虑，超过14分肯定有焦虑，超过21分有明显焦虑，超过29分为严重焦虑。

2.自评量表焦虑自评量表（Self-rating Anxiety Scale，SAS）

是较为简单实用的量表，一般适用于有焦虑症状或可疑焦虑的成年患者。此量表测试将各项得分相加得到粗分，用粗分乘以1.25的积取其整数部分即为标准分。根据中国常模结果，标准分的分界值为50分，标准分小于50分为正常；50~59分为轻度焦虑；60~69分为中度焦虑；70分以上为重度焦虑。标准分越高，焦虑症状越明显。

（二）抑郁的评定

抑郁是一种对外界不良刺激出现长时间的沮丧感受反应的情绪改变。抑郁的特征性症状包括心境压抑，睡眠障碍，食欲下降或体重减轻，兴趣索然，悲观失望，自罪自责，甚至有自杀倾向，动力不足、缺乏活力，性欲减低。

抑郁的评定可以用他评量表和自评量表。

1.他评量表

国内外广泛采用汉密尔顿抑郁量表（Hamilton Depression Scale，HAMD）。该量表主要包括抑郁心理、罪恶感、自杀、睡眠障碍、工作和活动、迟钝、激动、焦虑、躯体症状、疑病、体重减轻、自知力、日夜变化、人体或现实解体、偏执症状、强迫症状、能力减退感、绝望感、自卑感等24个项目。由检查者根据交谈与观察方式进行评分，总分小于8分者无抑郁，20~35分为轻、中度抑郁，大于35分为重度抑郁。

2.自评量表抑郁自评量表（Self-rating Depression Scale，SDS）

一般用于衡量抑郁状态的轻重程度及其在治疗中的变化，特别适用于综合医院已发现抑郁症患者。此量表测试将各项得分相加得到粗分，用粗分乘以1.25的积取其整数部分即为标准分。标准分的分界值为50分，标准分小于50分为正常；50～59分为轻度抑郁；60～69分为中度抑郁；70分以上为重度抑郁。标准分越高，抑郁症状越明显。

二、心理康复护理

（一）心理康复护理的定义

心理康复护理是指护理过程中，由护士通过各种方式和途径（包括应用心理学和技术），积极影响病人的心理活动，从而达到护理目标的心理治疗方法。

（二）心理康复护理的目的

心理康复护理的主要目的在于：

（1）解除病人对疾病的紧张、焦虑、悲观、抑郁等情绪，增强战胜疾病的信心。

（2）正确及时地进行健康教育，使病人尽早适应新的角色及住院环境。

（3）帮助病人建立新的人际关系，特别是医患关系，以适应新的社会环境。

（三）心理康复护理的策略

做好病人的心理康复护理主要有以下几方面：

（1）与病人建立良好的关系,尊重病人,了解病人的需要,并尽可能给予满足。

（2）家属要支持配合，给病人创造良好的环境。合理安排好病人的休息、睡眠、饮食、营养，良好的环境和舒适的感觉有利于身心健康，使之保持最佳的心理状态。

（3）启发和引导病人正确对待疾病，保持良好的情绪，解除顾虑，配合治疗护理。

（4）根据不同的年龄、性别、病情轻重及性质、病程长短、个性特点等，安排一些有意义的活动，以解除寂寞，振奋情绪，消除紧张。

（四）心理康复护理的原则

心理康复护理应坚持以下基本原则。

1.爱护和尊重原则

患病后人的角色发生改变，把注意力从社会生活转向自身与疾病，加之活动减少，环境的改变，自我感受性增强，很易产生自卑、敏感（对周围环境不满意，有"多事"疑心现象）、依赖性和情绪不稳（希望得到医护人员和亲友的更多关怀）等心理活动。因此，关心、体谅、爱护、尊重患者，密切护患关系，使其产生愉快情绪，增强战胜疾病的信心，是搞好心理康复护理的基本前提。

2.满足心理需要原则

患病后大多有不同程度的消极情绪，如悲伤、抑郁、紧张、愤怒等。这些往往与患者心理需要得不到满足有关。生病以后生理需要层次发生变化，总的来说是高层次需要减弱，低层次需要增加。患者的需要大多较直接，且比较迫切，加之容忍挫折能力减弱，需要得不到满足时就会产生消极情绪，影响身体的康复，使病情加重，并影响心理，从而产生恶性循环。故满足心理需要，是化消极情绪为积极情绪的重要支柱。一般患者基本心理需要大致可归纳为：①希望早期明确诊断；②较好的医治水平和条件；③安全感；④舒适感；⑤适宜的刺激（怕孤独）；⑥整洁；⑦关怀和爱护；⑧饮食和营养；⑨充足睡眠；⑩社会信息（不愿与世隔绝）。

3.针对性原则

心理康复护理不能千篇一律，对不同的个体（文化层次、思想水平、性格气质、年龄状况、心理反应特征）、疾病（疾病种类、患病的长短、病程进展、疗效状况）和环境，要采取不同的方法。

4.治疗性原则

通过对患者心理资料的观察、收集、整理、分析、实验与研究，制订心理康复护理计划，实施心理康复护理措施，都必须符合患者对治疗疾病恢复健康的迫切要求，必须与治疗措施紧密配合，绝不允许出现任何有损于患者身心健康和有悖于治疗原则与目的的心理康复护理措施。

5.抓主要矛盾原则

在医护过程中如果不分先后主次，尽管处理了许多临床表现，但最根本的发病原因却没有消除，患者仍然不会痊愈和康复。祖国医学也强调："急则治其标""缓则治其本"，是指在疾病的不同阶段，其矛盾的主次也有所不同。如在疾病的急性期，其症状和体征虽然为"标"，却是主要矛盾，应首先采取恰当有力的医护措施缓解症状，争取治疗护理时间；而在疾病的缓解期，症状体征这个"标"已经下降为次要矛盾，其主要矛盾是解除病因和消除病理变化。所以，医护人员应根据患者患病的不同阶段及其具体情况灵活掌握，恰当处理。

6.共同参与原则

患者是社会的一员，因此，心理康复护理不仅是护理人员、医生的工作，而且家庭所有成员，包括同事和朋友，都要积极参与，才能达到良好效果。

7.合作原则

与患者及其家属进行充分沟通，及时反馈，尊重其参与意愿，与他们共同制订护理计划，以促进护理效果。

8.综合原则

通过综合的护理措施，结合心理和生理因素，综合考虑患者的心理、精神、生理、社会状况，以促进其完全康复。

9.创造原则

创造良好的护理环境，为患者提供多方面、多层面的护理，给予患者安全感和舒适感，以促进其心理调适。

10.灵活原则

根据患者的不同情况和实际情况，采取相应的护理措施，灵活调整护理方法，以促进护理效果。

第六节 日常生活活动能力和生存质量评定

一、日常生活活动能力评定

日常生活活动（Activities of Daily Living，ADL）能力是指人们为独立生活而每天反复进行的最基本的、具有共同性的一系列活动，即衣、食、住、行、个人卫生等的基本动作和技巧，对每个人都是至关重要的。要改善患者的日常生活活动就必须先进行日常生活活动能力评定。它是患者功能评估的重要组成部分，是确立康复目标、制订康复计划、评估康复疗效的依据，是康复医疗中必不可少的重要步骤。

（一）日常生活活动能力的分类

1.基础性日常生活活动能力（Basic Activities of Daily Living，BADL）

基础性日常生活活动能力又称为躯体日常性生活活动，是指人们为了维持基本的生存、生活需要而每天必须反复进行的基本活动，包括进食、更衣、个人卫生等自理活动和转移、行走、上下楼梯等身体活动。

2.工具性日常生活活动能力（Instrumental Activities of Daily Living，IADL）

工具性日常生活活动能力是指人们为了维持独立的社会生活所需的较高级的活动，完成这些活动需借助工具进行，包括购物、炊事、洗衣、交通工具的使用，处理个人事务，休闲活动等。

IADL是在BADL的基础上发展起来的体现人的社会属性的一系列活动，它的实现是以BADL为基础的。BADL评定反映较粗大的运动功能，适用于较重的残疾，常用于住院患者。IADL评定反映较精细的功能，适用于较轻的残疾，常用于社区残疾患者和老年人。

（二）日常生活活动能力评定的目的

对于伤、病、残者来说ADL中的任何一项都可能成为一个复杂和艰巨的任务，需要反复的努力和训练才能获得。科学的评估是进行有效康复训练的基础，ADL评定的目的是综合、准确地评价患者进行各项日常生活活动的实际能力，为全面的康复治疗提供客观依据。其评定的目的如下。

1.确定日常生活独立情况

通过评定全面准确地了解患者日常生活各项基本活动的完成情况，判断其能否独立生活以及独立的程度，并分析引起日常生活活动能力受限的来自躯体、心理、社会等各方面的原因。

2.指导康复治疗

根据ADL评定结果，针对患者存在的问题，结合患者的个人需要，制订适合患者实际情况的治疗方案，进行有针对性的ADL训练。在训练过程中要进行动态评估，总结阶段疗效，根据患者日常生活活动能力恢复的情况调整下阶段训练方案。

3.评估治疗效果

日常生活活动能力是一种综合能力，反映了患者的整体功能状态，是康复疗效判定的重要指标。临床康复告一段落后，根据治疗后情况作出疗效评价，并对预后作出初步的判断。通过观察不同治疗方案对患者ADL恢复的影响情况，还可以进行治疗方案之间的疗效对比。

4.安排患者返家或就业

根据评定结果，对患者回归社会后的继续康复和家庭、工作环境的改造及自助工具的应用等作出指导和建议。

（三）评定的注意事项

1.加强医患合作

评定前应与患者交流，使其明确评定的目的，取得患者的理解与合作。

2.了解相关功能情况

评定前应了解患者的一般病情和肌力、肌张力、关节活动范围、平衡能力、感觉、知觉及认知状况等整体情况。

3.选择恰当的评定环境和时间

评定应在患者实际生活环境中或 ADL 评定训练室中进行，若为判断疗效而再次评定应在同一环境中进行，以避免环境因素的影响。评定的内容若是日常生活中的实际活动项目，则应尽量在患者实际实施时进行，避免重复操作带来的不便。

4.正确选择评定方式和内容

由于直接观察法能更为可靠、准确地了解患者的每一项日常生活活动的完成细节，故评定时应以直接观察为主，但对于一些不便直接观察的隐私项目，应结合间接询问进行评定。评定应从简单的项目开始，逐渐过渡至复杂项目。

5.注意安全、避免疲劳

评定中注意加强对患者的保护，避免发生意外。不能强求在一次评定中完成所有项目，以免患者疲劳。

6.注意评定实际能力

ADL评定的是患者现有的实际能力，而不是潜在能力或可能达到的程度，故评定时应注意患者的实际行动，而不是依赖其口述或主观判断。

7.正确分析评定结果

在对结果进行分析判断时应考虑患者的生活习惯、文化素质、工作性质及所处的社会和家庭背景、心理状态和合作程度等因素，以免影响评定结果的准确性。

（四）常用的日常生活活动能力的评定量表

1.Barthel指数评定（Barthel Index，BI）

Barthel指数评定是康复医疗机构应用最广、研究最多的BADL评估方法。方法简单，可信度、灵敏度高，不仅可以用来评定患者治疗前后的功能状态，还可以用于预测治疗效果、住院时间和预后。Barthel指数评定包括日常生活活动的10项内容，根据患者功能状态分为自理、少依赖、较大依赖、完全依赖4个功能等级，总分为100分。

2.改良Barthel指数评定

Barthel指数虽然有较高的信度和效度，评定简单易行，临床应用广泛，但也有一定缺陷，如评定等级比较小，相邻等级之间的分数值差距较大，评估不够精确细致。后有学者在Barthel指数的基础上进行了改良，称为改良Barthel指数（Modified Barthel Index，MBI），将每一项的评定等级进一步细化。MBI指数评定标准：①完全依赖。完全依赖别人完成整项活动。②较大帮助。某种程度上能参与，但在整个活动中（一半以上）需要别人提供协助才能完成。③中等帮助。能参与大部分的活动，但在某些过程中（一半以下）需要别人协助。④最小帮助。除了在准备和收拾时需要协助，患者可以独立完成整项活动，或进行活动时需要别人从旁监督或提示，以保证安全。⑤完全独立。可以独立完成整项活动，而不需别人的监督、提示或协助。

二、生存质量评定

生存质量（Quality of Life，QOL）又称为生活质量、生命质量，是一个内涵丰富而又复杂的概念。广义的生存质量被理解为人类生存的自然状态和社会条件的优劣状态，其内容包括收入、健康、教育、营养、环境、社会服务和社会秩序等方面。世界卫生组织对于生存质量的定义是：个人根据自身所处的文化和价值体系，对于自身生存状态的主观感受。这种感受充分考虑了其目标、期望、标准及所关心的各种事务，同时受到个人身体健康、心理状态、个人信仰、社会关系和所处环境的综合影响。

（一）生存质量评定内容

对于生存质量比较传统的观点是：生存质量是一个多维的概念，包括躯体功能、心理功能、社会功能及与疾病或治疗有关的状况；生存质量是主观的评价指标，应由被测者自己评价。

根据世界卫生组织的标准，生存质量的评定应该包括6大方面：身体功能、心理状况、独立能力、社会关系、生活环境、宗教信仰和精神寄托，每个方面又包含了一些小方面，共有24个。

（二）生存质量评定量表

1.世界卫生组织生存质量评定量表（WHOQOL-100）

世界卫生组织生存质量评定量表是目前应用最广泛的量表之一。内容涉及生存质量6大方面的24个小方面。每个方面由4个项目构成，分别从强度、频度、能力和评价4个方面反映了同一特征，共计100个问题。得分越高，生存质量越好；得分越低，生存质量越差。

2.SF-36简明健康状况量表（Medical Outcomes Study 36-Item Short-Form Health Survey scale，SF-36）

SF-36简明健康状况量表是美国医学结果研究组开发的普适性测定量表。由36个项目组成，内容包括躯体功能、躯体角色、躯体疼痛、总的健康状况、活力、社会功能、情绪角色和心理卫生8个领域。

3.健康生存质量表（Quality of Well-being Scale，QWB）

健康生存质量表由Kaplan于1967年提出，项目覆盖日常生活活动、走动或行动、躯体性功能活动、社会功能活动等方面，比较全面。

4.疾病影响程度量表（Sickness Impact Profile，SIP）

疾病影响程度量表共分12个方面，136个问题，覆盖活动能力、独立能力、情绪行为、警觉行为、饮食、睡眠、休息、家务、文娱活动等，用以判断伤病对躯体心理、社会、健康造成的影响。

5.生活满意度量表（Satisfaction With Life Scale，SWLS）

生活满意度量表有5个项目的回答，从7个判断中选取1个。对生活满意程度分为7级，从对表达得完全不同意到完全同意。

　　生存质量的评定目前已广泛地应用于康复医学领域，包括脑卒中、颅脑损伤、脊髓损伤、截肢、小儿脑瘫等疾病。

第三章

常用康复护理技术

第一节　增强肌力与耐力的技术

一、定义与目的

（一）定义

肌力是机体依靠肌肉收缩克服和对抗阻力来完成运动的能力，是肌肉发挥其生理作用的形式。肌力可以分为狭义肌力与广义肌力。所谓狭义肌力即我们一般意义上的肌力，也就是肌肉在收缩时所能产生的最大力量，也叫绝对肌力。广义肌力是指肌肉耐力，即肌肉持续地维持一定强度的等长收缩，或者做多次一定强度的等张或等速收缩的能力。

（二）目的

肌力和耐力训练的目的是：①使原先肌力下降的肌肉通过肌力训练，得到增强；②增强肌肉耐力，使肌肉能维持长时间的收缩；③通过肌力训练使肌力增强，为以后的平衡、协调、步态等体能训练做准备。

二、应用范围

各类型因疾病造成肌肉力量下降的患者；身体健康，但想要提高体能的人群。

三、注意事项及防范处理

（一）注意心血管反应

在进行等长抗阻训练，尤其是阻力较大时，具有明显的升压反应。加之等长训练时经常会伴有闭气行为，容易引起valsalva效应，增加心血管负担，因此患有高血压、冠心病或其他心血管疾病者应禁忌在等长抗阻训练时使用较大阻力，避免过分用力或闭气。

（二）选择适当训练方法

增强肌力训练的关键在于选择的训练方法是否恰当。训练前充分评估训练部位的关节活动范围和肌力是否受限及其程度，并根据肌力等级选择训练方法。

（三）掌握好运动量

肌力训练的运动量以第 2 天不感觉到明显疲劳不适和疼痛为基本参考值。采取个体化、安全性原则，选择正确合理的运动训练量。一般来说，每天训练 1～2 次，每次持续约 30 分钟，可以分组完成，并要有充分的休息时间，避免造成运动损伤。

（四）无痛训练原则

训练过程中如发生疼痛，是出现损伤或者加重损伤的信号，应予以高度重视并尽量避免。

（五）避免代偿运动

在增强肌力训练时，应注意避免有代偿动作出现，确保动作完成的准确性与可靠性。护士可利用口令提示、徒手固定的方法，来避免此类现象。

四、护理结局

（1）照顾者和家属能基本掌握肌力训练技术。

（2）照顾者和家属能持续有效地落实此项操作。

（3）通过系统实施，患者的功能状态能有所改变。

第二节　气道管理康复护理技术

一、概述

气道管理康复护理技术适用于因中枢和非中枢的原因致气道不畅，造成患者缺氧，病情加重甚至危及生命。主要目标是重建正常呼吸模式，增强呼吸肌功能，改善肺通气，减轻呼吸困难，提高肺功能。

二、常用气道管理康复护理技术

（一）呼吸功能训练康复护理技术

1.定义与目的

（1）定义

呼吸功能训练是通过指导患者学会呼吸控制并运用有效的呼吸模式，促进胸廓活动，协调各种呼吸肌的功能，改善肺通气，减轻呼吸困难，提高肺功能的方法。临床常用技术有呼吸控制（松弛训练、腹式呼吸训练、四段呼气训练、抗阻呼吸训练、呼吸肌训练）、胸廓扩张运动、用力呼气技术。

（2）目的

①尽可能恢复有效的腹式呼吸，改善呼吸功能；②清除气道内分泌物，减少气道刺激因素，维持呼吸道清洁；③采取多种措施，防治并发症；④提高患者心肺功能和体力活动能力，重返社会。

2.应用范围

（1）呼吸肌收缩无力或丧失

如脊髓损伤、脊髓灰质炎、多发性神经炎、腹部胸部手术后、重症肌无力、低钾血症等。

（2）呼吸道肺部疾患

哮喘、支气管扩张、慢性支气管炎、慢性阻塞性肺气肿、肺炎、肺不张、肺广泛性纤维化、肺叶或肺段切除等。

（3）胸廓及胸膜腔疾患

气胸、肋骨骨折、硬皮症、大面积胸壁烧伤形成焦痂和瘢痕、纤维性胸膜增厚、僵硬性脊柱炎、严重脊柱畸形。

3.禁忌证

①临床病情不稳定、感染未控制的患者；②呼吸衰竭的患者；③训练时可导致病情恶化等不良情况的患者；④严重认知缺陷及影响记忆及依从性的精神疾病患者。

4.注意事项及防范处理

（1）体位选择

①选用放松、舒适的体位：合适的体位可放松辅助呼吸肌群，减少呼吸肌耗氧量，缓解呼吸困难症状，稳定情绪，固定和放松肩带肌群，减少上胸部活动，有利于膈肌移动。

②头低位和前倾位的摆放：a.头低位是让患者仰卧于已调整为倾斜的床上或平板床上，同时垫高床脚（同体位引流时姿势）。b.前倾位是患者坐位时保持躯干向前倾斜20°～45°。为保持平衡，患者可用手或肘支撑于自己的膝盖或桌子上，立位或散步时也可用前倾位，也可用手杖来支撑。

（2）呼吸功能训练时的注意事项

①每次练习腹式呼吸次数不宜过多，即练习2～3次，休息片刻再练，逐步做到习惯在活动中进行腹式呼吸。各种训练每次一般为5～10分钟，以避免疲劳。

②放松呼气时必须被动，避免腹肌收缩，将双手置于患者腹肌上，以判断腹肌有无收缩。

③注意观察患者的反应，训练时不应该有任何不适症状，训练后次日晨起时应该感觉正常，如果出现疲劳、乏力、头晕等，应减少训练时间、次数或暂时停止训练。

④病情变化时应及时调整训练方案，避免训练过程中诱发呼吸性酸中毒和呼吸衰竭。

⑤训练时适当给氧，可边吸氧边活动，以增强活动信心。

（3）教会患者掌握呼吸训练技巧

①缩唇呼吸需要鼓励患者全身放松，由鼻吸气，然后由缩拢起的口唇缓慢且完全地呼气。呼出的气流以能使距口唇15～20cm处的蜡烛火焰倾斜而不熄灭为宜。

②腹式呼吸法需要患者腹肌松弛，双手分别放于胸前、腹部，胸廓尽量保持不动，稍用力给腹部加压，用鼻腔深吸气时腹部隆起，屏气1～2秒，缩唇像吹口哨一样呼气，腹部尽量回收，缓缓吹气达4～6秒，呼吸要深而缓，要求呼气时间是吸气时间的2～3倍。

③指导训练缩唇呼吸与腹式呼吸锻炼联合应用，可以改善呼吸困难，避免憋气和过分减慢呼吸频率，以防诱发呼吸性酸中毒。

5.护理结局

（1）患者掌握呼吸训练的方法。

（2）训练强度合适，安全进行训练。

（3）建立正常的呼吸模式。

（4）患者呼吸功能障碍情况得到改善。

（二）体位排痰康复护理技术

1.定义与目的

（1）定义：体位排痰是利用重力原理，改变患者的体位，对肺部分泌物进行重力引流，配合使用一些胸部手法治疗（如拍背、震颤等）及有效咳嗽，获得临床排痰效果的方法。还可通过X线胸片跟踪肺内分泌物的方法和动脉血气分析法，监测肺内分泌物的消除效果。

（2）目的：改变患者的体位有利于分泌物的排出，从而有助于保持呼吸道通畅，改善肺通气，提高通气血流比值，防止或减轻肺部感染，减少反复感染，改善患者肺功能。

2.应用范围

（1）身体虚弱、疲劳、麻痹或有术后并发症而不能咳出肺内分泌物者。

（2）慢性气道阻塞、急性呼吸道感染以及急性肺脓肿。

（3）长期不能消除肺内分泌物，如支气管扩张、囊性纤维化。

3.禁忌证

（1）身体情况极度虚弱、无法耐受所需的体位、无力排出分泌物的患者。

（2）抗凝治疗患者。

（3）胸廓或脊柱骨折、近期大咯血、严重骨质疏松、急性心肌梗死患者。

（4）颅内高压、严重高血压、生命体征不稳定患者。

4.注意事项及防范处理

（1）时机选择及时间安排：①有效咳嗽训练一般情况下应安排在患者进餐

前1～2小时或餐后2小时。持续鼻饲患者操作前30分钟应停止鼻饲。避免阵发性咳嗽，连续咳嗽3声后应注意平静呼吸片刻。②引流时间应安排在早晨清醒后，因为夜间支气管纤毛运动减弱，气道分泌物易于在睡眠时滞留。③如果患者体位排痰5～10分钟仍未咳出分泌物，则进行下一个体位姿势，总时间不超过45分钟，一般上、下午各一次。④引流时让患者放松呼吸，避免过度换气或呼吸急促，引流体位不宜刻板执行，必须采用患者既能接受，又易于排痰的体位。

（2）低血压及低氧血症：①体位排痰过程中注意观察患者生命体征的变化，操作结束后让患者缓慢坐起并休息片刻，留意患者是否出现直立性低血压的征兆。②有脑血管破裂、栓塞或血管瘤病史者应避免用力咳嗽，以免引起出血。③引流过程中注意观察患者有无咯血、发抖、头晕、出汗、疲劳等情况，如有这些症状应随时终止体位引流。

5.护理结局

（1）患者和家属正确掌握有效排痰和咳嗽的操作流程及技巧要点，并能积极配合。

（2）患者痰液量、性质得到改善。

（3）肺部感染得到有效控制。

第三节 体位相关康复护理技术

一、体位摆放康复护理技术

（一）定义与目的

1.定义

体位是指人的身体所保持的姿势或者某种位置。在临床上通常是指患者根据治疗、护理以及康复的需要所采取并能保持的身体姿势和位置。在康复护理过程中，护士应根据疾病特点，协助并指导患者摆放正确、舒适的体位。对于脑卒中患者而言，最常见的体位是患侧卧位、健侧卧位、仰卧位、床上坐位、轮椅坐位等。

2.目的

正确的体位摆放有利于预防或减轻各类并发症的出现，同时起到促进感觉输入，帮助功能恢复的作用。体位摆放是康复护理的常规工作内容，护士应根据患者的实际情况及疾病发展的不同阶段，指导并协助患者及家属采取正确的体位。

（二）应用范围

各类意识障碍患者，或清醒但不具备或不完全具备自主活动能力的脑卒中及脑外伤患者。

（三）注意事项及防范处理

（1）体位摆放优先顺序为患侧卧位>健侧卧位>仰卧位。

（2）体位摆放应注意每2小时进行一次调整，避免出现压力性损伤等问题。

（3）注意充分保护关节，避免局部受压，远端关节应充分支撑，避免下垂或内翻。

（4）在摆放各种卧位体位时，应注意保持床头平放，避免出现半卧位现象。

（5）体位摆放要与病房环境相结合，尽量鼓励患者将注意力多向患侧转移。

（6）尽量不要在手中抓握各种物品来对抗痉挛，也不应在足底施加过多刺激。

（7）可以使用枕头或足托等各类型辅具来维持良好的体位。

（四）护理结局

（1）照顾者和家属能完全掌握体位摆放技术。

（2）照顾者和家属能持续有效地落实此项护理操作。

（3）通过系统实施，患者的功能状态能有所改变。

二、体位变更康复护理技术操作

（一）定义与目的

1.定义

患者体位并非一成不变，经常需要调整到不同的体位，从一个体位变换成另一个体位的过程，就是体位变更。通常而言，脑卒中患者的体位变更包括向健侧翻身、向患侧翻身、仰卧位上下移动、仰卧位左右移动、翻身到坐起、坐起到站立。

2.目的

帮助患者完成体位摆放是康复护理的常规工作内容，护士应根据患者的实际情况及疾病发展的不同阶段，指导并协助患者采取正确的体位。

（二）注意事项

（1）照顾者或者家属实施方法和措施准确，达到持之以恒。
（2）在实施过程中应注意患者的体位舒适、安全，定时翻身。

（三）护理结局

（1）照顾者和家属能完全掌握体位变更技术。
（2）照顾者和家属能持续有效地落实此项护理操作。
（3）通过系统实施，患者的功能状态能有所改变。

三、体位转移康复护理技术操作

（一）定义与目的

1.定义

体位转移是指患者有目的地将身体由一个地方安全有效地移动到另一个地方。通常而言，脑卒中患者的体位转移包括床上—轮椅的转移、站立—扶拐行走、上下楼梯行为。

2.目的

体位转移可以增加患者的活动空间，提升患者生活自理能力。

（二）应用范围

各类清醒但不具备或不完全具备自主活动能力的脑卒中及脑外伤患者。

（三）注意事项

（1）照顾者或者家属实施方法和措施准确，做到持之以恒。

（2）在实施过程中应注意确保患者的体位转移过程安全，要有一定的监护措施。

（四）护理结局

（1）照顾者和家属能完全掌握体位转移技术。

（2）照顾者和家属能持续有效地落实此项护理操作。

（3）通过系统实施，患者的功能状态能有所改善。

第四节　促醒康复护理技术

一、定义与目的

（一）定义

重症颅脑损伤后通常伴有昏迷，约有一半患者昏迷时间长于6小时以上，即不能恢复神志而死亡。大约有10%的患者，在伤后1个月仍无反应即进入植物状态，以后可能从昏迷中苏醒并逐渐恢复功能。昏迷时间再延长，即为持续性植物状态。为恢复植物状态患者的意识而实施的各种综合感官刺激称为促醒护理。

（二）目的

唤醒患者的意识，提高苏醒的可能性，增强家属的信心。

二、应用范围

各类严重意识障碍或部分意识恢复的患者。

三、禁忌证

无特殊禁忌证。

四、注意事项及防范处理

（一）充分取得照顾者或者家属的配合

（1）促醒护理实施前要做好照顾者或家属的健康教育，讲解促醒护理的意义、目的及持续性，要求达到掌握。

（2）告知照顾者或家属促醒护理的各种方法及具体实施措施，实施时间及频次，要求达到掌握并取得配合。

（二）介入不能过晚，确保实施过程的持续性

（1）患者生命体征稳定后方可实施促醒护理，实施越早效果越好。

（2）照顾者或者家属实施方法和措施准确，达到持之以恒。

（三）在实施过程中应防止继发性损伤的发生

（1）在实施过程中应注意患者的体位舒适，安全，定时翻身。

（2）实施过程中防止冻伤、皮肤损伤、误吸、刺激过度等。

（3）给予患者进行嗅觉和味觉刺激的药品、物品和食品一定要无毒无害，刺激剂量适中，防止误吸。

五、护理结局

（1）照顾者和家属能完全掌握促醒护理技术。

（2）照顾者和家属能持续有效地落实。

（3）通过系统实施，期望患者的意识能有所改善。

第五节　伤口处理技术

广义的伤口处理技术包括伤口清创技术、伤口换药技术和伤口负压治疗技术等，康复护理工作中使用较多的是狭义的伤口处理技术即伤口换药技术。

一、定义与目的

（一）定义

伤口处理技术适用于各种原因导致的急慢性伤口的处理技术。急性伤口是指突发病因形成的伤口，通常能够及时愈合。慢性伤口是指因为存在影响个人及其伤口的内在和外在因素导致伤口愈合缓慢、愈合迟缓、中断或停滞的伤口。

（二）目的

通过充分评估伤口情况，清洁创面，去除坏死组织，更换伤口敷料，使伤口保持清洁，从而促进伤口愈合。

二、应用范围

各种急慢性伤口。

三、禁忌证

无特殊禁忌证。

四、注意事项及防范措施

（一）伤口二次污染的防范措施

（1）严格遵循无菌操作技术。
（2）揭开污染敷料应从上至下，不可从敷料中间揭开。

（二）清创时的防范措施

（1）注意保护重要的肌腱及血管，避免损伤。

（2）特殊伤口如肿瘤伤口及特殊部位的伤口如足跟，清创要谨慎。

五、护理结局

（1）伤口愈合或好转。

（2）照顾者和家属能掌握简单的伤口处理技术。

第六节　关节活动度训练技术

一、定义与目的

（一）定义

关节活动度训练技术是指利用各种方法来维持和恢复因组织粘连、挛缩或肌肉痉挛等多种因素所导致的关节活动功能障碍的运动治疗技术。关节活动度训练技术包括：①被动运动。由外力来完成关节活动度训练的方法，关节主动肌群无收缩。外力可来自他人、自己身体的其他部位、器械等。②主动运动。由肌肉主动收缩来完成关节活动度训练的方法。③主动辅助运动。由于主动肌群肌力不足，需要以徒手或器械等外力提供辅助的方式来完成主动运动。

（二）目的

维持现有关节及软组织的活动度，以减少关节挛缩的发生。

二、应用范围

（1）当患者因为制动或者活动减少而存在关节挛缩风险时，均需进行关节活动度训练。

（2）在没有禁忌证的前提下，当患者肌力为0级时，需进行被动运动，如昏迷、神经损伤等。或者当患者肌力大于0级，但是有主动运动的禁忌证时，需进行被动运动，如心脏功能低下禁止主动运动、主动运动会加重局部疼痛等。

（3）当患者肌力大于0级，且没有主动运动禁忌证时，可在允许的活动范围内进行主动运动或主动辅助运动。当肌力小于3级时，可采用主动辅助运动，肌力3级及以上时，可以采用主动运动。如偏瘫、周围神经不完全损伤、肌腱缝合术后、骨折内固定术后、关节置换术后等。

三、禁忌证

（1）当运动会破坏愈合过程，或造成该部位新的损伤的情况下，禁止进行该部位的关节活动度训练，如骨折术后绝对固定期、各种原因导致的关节不稳、肿瘤或结核导致的关节内结构破坏、关节急性炎症等。

（2）如果局部有深静脉血栓形成，在急性期不可进行该部位的关节活动度训练。

四、注意事项及防范处理

（1）运动过程中出现生命体征不稳，如患者胸闷、头晕、监控仪器报警等，应停止运动，让患者平卧并测量血压，情况严重者须立即组织急救。

（2）运动后出现疼痛或炎症加重的情况，应立即停止运动，并对患者进行评估，以判定运动时机、运动的幅度和强度、运动的方式是否正确。需将运动时机延后，或对运动处方进行调整。并需叮嘱患者一定要按照既定的运动量来执行。

（3）患者自主活动度训练或家属辅助下活动度训练执行不到位，做好宣教，强调活动度训练的重要性和必要性；在让患者独立运动前需先教会患者；帮助患者设计运动程序，让患者每天按相同的顺序来进行运动，便于患者记忆，避免遗漏，最好是有宣传册或纸质治疗计划分发给患者和家属。

五、护理结局

（1）能够维持患者现有的关节活动范围，防止关节挛缩。

（2）在能力允许的情况下，患者能够掌握自我关节活动训练技术，并有效执行。

（3）如果患者自己不能进行关节活动训练，应指导患者家属或照顾者完全掌握被动关节活动技术，并有效执行。

第七节　日常生活活动能力训练技术

一、定义与目的

（一）定义

日常生活活动能力训练是以改善或恢复患者完成日常生活活动能力为目的而进行的一系列最基本、最简单的具有针对性的训练。

（二）目的

（1）建立或维持患者基本ADL，调动或发掘身体潜能，使其将生活依赖减少到最低限度。

（2）改善患者躯体功能，如灵活性、协调性，增强活动能力，使其能独自或借助最少的帮助，完成各种体位转移，在社区内进行日常生活。

（3）对不能独立完成日常生活的患者，通过评估，找出其存在的主要问题及解决问题的具体办法，决定实施何种帮助或借助活动辅具达到完成自理的目的。

二、应用范围

各类原因导致日常生活活动能力受限的患者。

三、禁忌证

意识障碍、严重痴呆、疾病处于急性期的患者。

四、注意事项及防范处理

（1）ADL训练之前应与患者交谈，让患者明确训练的目的，以取得患者的理解与合作。

（2）ADL训练之前要评估患者的病情、ADL能力、康复愿望，还应考虑患者生活的社会环境、反应性、依赖性等，做到具体情况具体分析，防止训练方法公式化。

（3）ADL训练涉及的内容较多，指导者要先选出患者可能完成的活动，再根据活动的重要性和难易程度决定训练的顺序，首先训练最常用的、较易掌握的；选定训练内容后，再分析患者进行日常生活活动的每一个动作，找出妨碍活动完成的主要原因，有针对性地将训练项目分解成若干个阶段性动作进行练习，待患者熟练后，再结合起来进行整体训练。

（4）遵循先促进功能恢复，后代偿辅助的训练原则。训练中，要鼓励患者多使用患侧上肢辅助完成日常生活活动，在患侧手开始训练前，不进行"利手交换训练"；对完成日常生活活动有困难者及重度障碍者，可借助自助具或辅具，使患者尽量减少生活依赖。

（5）训练内容应具有实用性。训练必须与病房和家庭生活密切结合，应用于患者的日常生活中。

（6）训练过程中注意患者的安全，避免发生意外。

五、护理结局

（1）患者及家属能具备主动完成 ADL 自理能力的意识，并能积极配合各项训练。

（2）患者ADL自理能力逐渐提高，对照顾者的依赖逐渐减少。

（3）患者在进行各项ADL训练时，无继发性损伤发生。

第八节　常用辅具的使用及维护指导

一、常用假肢的使用及维护指导

（一）定义与目的

1.定义

假肢是为截肢患者弥补肢体的缺损和代偿其失去肢体的功能而制造、装配的人工肢体。

2.目的

代替失去肢体的部分功能，使截肢者恢复一定的生活自理能力和工作能力。

（二）应用范围

因疾病、交通事故、工伤事故、运动创伤等原因截肢者。

（三）禁忌证

（1）截肢残端皮肤有破损和感染。
（2）截肢残端有水肿和疼痛。

（四）注意事项及防范措施

（1）医护人员要因人而异，根据患者的自身情况制定个性化的康复心理护理措施，让患者感到温暖、关爱，帮助患者度过震惊和绝望期，重新认识自我价值，树立自立、自强、自信的人生态度，积极配合训练。

（2）早期进行佩戴假肢训练尽量不要超过1小时，训练后要观察残端的皮肤情况，如有无破损、颜色改变、感觉改变等，要防止残端皮肤发生红肿、溃疡、毛囊炎、过敏等。

（3）保持残端皮肤清洁、干燥，每日用温水清洗，轻轻拍打局部。出汗较多时，内衬套要及时更换，并且注意保持平整，避免出现皱褶。

（4）如果一段时间不使用假肢或体重增加3kg以上，会出现残肢周径增大、体积增大以至于接受腔不能适应。因此，为了舒适地使用假肢，要保持体重稳定。

（5）如果一段时间不使用假肢，要经常用弹力绷带缠绕残肢，以保证残肢体积的稳定。

（五）护理结局

（1）患者和照顾者能掌握假肢的穿戴和保养方法。
（2）患者无残端皮肤问题。
（3）患者生活质量得到提高。

二、矫形器的使用及维护指导

（一）定义与目的

1.定义

矫形器是指在人体生物力学的基础上，作用于躯干、四肢等部位，预防、纠正畸形或功能代偿的体外装置。

2.目的

（1）稳定和支持作用：限制关节的异常活动，保持关节的稳定性，并且有利于功能训练及下肢承重能力的重建。

（2）保护和固定作用：通过对病变肢体或关节的固定保护，促进组织愈合，防止关节挛缩、畸形，减轻疼痛，保持关节正常的对线关系。

（3）预防、纠正畸形作用：以预防为主。

（4）减轻轴向承重作用：通过矫形器的压力传导和支撑，能减轻肢体或躯干长轴承重，促进组织修复。

（5）抑制站立、步行中的肌肉反射性痉挛的作用：控制关节运动，减少肌肉反射性痉挛。

（6）改进功能：通过矫形器的外力源装置，能改善患者的日常生活和工作能力。

（二）应用范围

矫形器适用于：①小儿麻痹后遗症、下肢肌肉广泛麻痹患者（可以使用膝踝足矫形器来稳定膝踝关节，以利于步行）；②骨折后患者（各种固定矫形器）；③儿童肌力不平衡（儿童处于生长发育阶段，骨关节生长存在生物可塑性，可以取得较好的矫形效果）或软组织病变患者；④脑瘫患者（痉挛性马蹄足内翻的矫正）；⑤手部畸形患者（改进握持功能的腕手矫形器）。

（三）禁忌证

矫形器禁用于：①佩戴矫形器部位皮肤有破损和感染；②佩戴矫形器部位有

水肿和疼痛。

（四）注意事项及防范处理

1.掌握患者的心理状况

了解引起不良心理的原因，消除患者消极、抵触的情绪，使其积极主动地佩戴矫形器，进行功能锻炼。

2.衣着要求

嘱患者穿棉质、易于穿脱的宽松的衣裤；穿无须系带、前开口、鞋底软硬适中的鞋子，便于各种矫形器的穿戴和训练。

3.压力性损伤的预防

矫形器穿在肢体上要稳定，过松影响治疗效果，过紧压力过大会影响肢体血液循环，易引起压力性损伤。护士要定时观察穿戴部位的皮肤、肢体肿胀的情况，并指导患者和家属发现问题及时汇报，在初装的前两天更要注意观察。如发现局部受压严重和感觉不适，应及时请矫形师进行调整，同时注意保持皮肤清洁。

4.穿戴时间

根据治疗需要确定穿戴时间。有的需要长期穿戴，有的则是训练时穿戴即可；有的只需要穿戴数周，有的则需要数月。如脑卒中偏瘫患者，早期需穿戴上肢吊带，目的是为预防和治疗肩关节半脱位，达到Brunnstrom Ⅲ～Ⅳ级，在痉挛期患者通常不会发生肩关节半脱位，不必继续使用吊带，否则容易增加肩关节内收、内旋畸形的发生率。

5.矫形器的保养

矫形器应保持清洁，避免受压。需要长期佩戴矫形器的患者，应每3个月或半年到医院进行一次复查，以了解患者矫形器的使用情况，并提出下一阶段的治疗方案，必要时对矫形器进行修改和调整或更换。

（五）护理结局

（1）患者能熟练掌握矫形器的穿戴和保养方法。

（2）患者无皮肤问题。

（3）患者生活质量得到提高。

三、辅具的使用与维护指导

临床治疗护理乃至日常生活中，各种步行的辅具非常常见，这里重点阐述如何正确地选择辅具，以及各类辅具的正确使用方法和注意事项。

（一）定义与目的

1.定义

辅助人体行走的器具称为助行器。利用助行器保持患者身体平衡，减少下肢承重，缓解疼痛，改善步态和步行功能的程序和方法称为助行器使用技术。根据人体平衡能力、躯干和上肢的肌力、功能及支撑强度的需要选择助行器，一般采用无动力式助行器，如杖类助行器和助行架。

2.目的

各种原因导致的步行距离缩短，行走不能；跌倒高风险，平衡能力障碍等情况，选择正确的辅具，可以保证使用者的安全，提高步行的效率，促进转移活动，减少相关并发症。

（二）应用范围

辅具适用于：①偏瘫、截瘫、下肢肌力减退；②下肢骨与关节病变、下肢关节疼痛；③平衡障碍、单侧下肢截肢、早期佩戴假肢、偏盲或全盲、老年人等。

（三）禁忌证

严重的认知功能障碍、严重的平衡功能障碍、躯干不能控制和上肢肌力小于4级等。

（四）注意事项及防范措施

（1）　选择与患者身高、臂长相适应的长度和高度的助行器，有利于患者操作。

（2）足够的空间和平整的地面，保证助行器的使用和使用时的安全。

（3）患者具有充足的体力和良好的平衡协调能力，避免发生意外。

（4）使用腋杖时，防止腋杖顶端过度挤压腋窝，避免伤及臂丛神经和血管。

（5）使用助行器时，患者的脚与助行器保持适当距离，防止助行器使用不当而摔倒；同时注意穿着合脚、防滑的鞋袜。

（6）　顾及患者习惯和爱好，尊重患者对助行器款式、重量、颜色等方面的选择。

（7）经常做好器具的保养。

（五）护理结局

（1）患者能熟练掌握辅具的使用和保养方法。

（2）患者使用时环境安全。

（3）患者生活质量得到提高，有效减少相关并发症。

四、轮椅的使用与维护指导

轮椅的款式和型号繁多，应根据使用者的身高、体重等基础特征和不同的功能状态、使用需求，制定个性化轮椅处方，选择合适的轮椅。

（一）定义与目的

1.定义

应用轮椅帮助下肢残疾或全身虚弱患者完成移动、社交、生活自理。

2.目的

（1）对于借助各种助行器也难以步行的患者，具有代替步行的作用。

（2）可进一步开展身体训练，提高患者独立生活能力和参加社会活动能力。

（二）应用范围

轮椅适用于：①下肢伤病或神经系统伤病导致步行功能减退或丧失者；②严重的心脏病或其他疾患引起全身性衰竭者；③有中枢神经疾患独立步行有危险者；④高龄老人步履困难者；⑤脊髓损伤、下肢伤残、颅脑损伤、脑卒中偏瘫、骨关节疾病者；⑥疾病的恢复期，或者各种疾病导致的轮椅依赖者，如运动神经元病、帕金森、肿瘤终末期等。

（三）禁忌证

禁忌证包括：①急性期疾病，生命体征不平稳，不能坐位者；②严重的臀部压疮或关键部位骨折未愈合者。

（四）注意事项及防范措施

（1）告知患者使用轮椅的必要性，消除其悲观抑郁的情绪，训练时要给予患者鼓励，提高患者锻炼的兴趣，增强自信心。

（2）选用轮椅时应注意使用的安全性、舒适性；应注意选用合适的坐垫，以防压力性损伤。

（3）转移前护理人员应评估患者的能力，肢体的活动情况，对轮椅座位的耐受程度、轮椅的认知程度及接受程度。

（4）体位转移前消除患者的紧张、对抗心理，护理人员应详细讲解转移的方向、方法和步骤技巧。

（5）互相转移时，两个平面之间的高度相等、尽可能靠近、物体应稳定。

（6）患者初用轮椅时，为避免危险应由护士辅助，上下轮椅需要反复练习以掌握技巧。

（7）患者自己操作轮椅时，坐姿正确、保持平稳、注意安全。使用轮椅转移过程中，注意检查轮椅的安全性能，刹好轮椅手闸。

（8）转移时的空间要足够。床、轮椅之间转移时，轮椅放置的位置要适当（缩短距离及减小转换方向），去除不必要的物件。

（9）转移时应注意安全，避免碰伤肢体、臀部、踝部的皮肤，帮助患者穿着合适的鞋、袜、裤子，以防跌倒。

（10）患者和操作者采用较大的站立支撑面，以保证转移动作的稳定性，操作者在患者的重心附近进行协助，要注意搬移的正确姿势。

（11）独立驱动轮椅者要注意保护上肢皮肤和腕关节等。

（12）长时间坐轮椅易产生压力性损伤，应定时抬高臀位减压，使用软垫固定保护。

（13）应合理饮食，适当控制体重。

（14）定时检查和保养轮椅各个部件。

（五）护理结局

（1）患者能熟练掌握轮椅的使用和保养方法。

（2）患者使用时环境安全。

（3）患者生活质量得到提高。

第四章

运动系统疾病的康复护理

第一节　颈椎病的康复护理

一、概述

颈椎病是由于颈椎间盘退行性变以及由此继发的颈椎组织病理变化累及颈神经根、脊髓、椎动脉、交感神经等组织结构而引起的一系列临床症状和体征。

颈椎病根据临床表现不同，通常分为以下类型：①颈型，为颈椎病早期型。表现为颈项强直、疼痛、可发展到整个颈肩背疼痛。②神经根型，常有外伤、长时间伏案工作和睡姿不当的病史。主要表现为颈部活动受限，颈肩部疼痛，或伴上肢放射性疼痛或麻木。③脊髓型，是由于颈椎间盘突出刺激或压迫而产生脊髓损伤。表现为颈肩疼痛伴有四肢麻木、肌力减弱；严重者可发展至瘫痪、二便障碍。④椎动脉型。表现为发作性眩晕、头晕、头痛，伴恶心、耳鸣等。⑤混合型。常以某一类型为主，不同程度合并其他类型的症状。

二、主要功能障碍

（一）疼痛

以颈部慢性疼痛为主，反复发作，不同临床类型者可伴上肢放射性疼痛或麻木、头晕、耳鸣、肢体无力等。

（二）活动受限

颈部活动范围减小。

三、康复护理措施

（一）纠正不良姿势

长期伏案工作者或电脑操作员等，要合理调整头与工作面或电脑屏幕的距离，不要过度和长时间扭曲颈部，并在每工作1小时后，活动颈部，放松紧张的肌肉。

（二）选择合适的枕头

合适的枕头对预防和治疗颈椎病十分重要。枕头高度应结合个人体型而定，保证在睡眠时颈部的生理弧度。仰卧时，枕头的高度和自己拳头的高度一样；侧卧时，枕头高度应与自己一侧肩宽等高。枕芯填充物不要过软或过硬。

（三）颈椎病保健操

加强颈肩部肌肉的锻炼，可缓解疲劳，利于颈段脊柱的稳定性，预防和改善颈椎病的症状。保健操的主要动作包括：①颈部前屈、后伸。②颈向左/右侧侧屈。③向左/右侧转颈。④耸肩。1~2次/天，每个动作重复5~8次。练习时，动作宜轻松平稳；练习后如觉疼痛加重或眩晕，提示动作过快或幅度过大，可适当减慢速度或减小幅度；有眩晕症状者，头部活动应缓慢。

（四）药物治疗

疼痛治疗最常用的药物是非甾体类抗炎药，严重者可合理选用激素类药物；早期神经根水肿引起的剧烈疼痛，可用甘露醇脱水。颈型颈椎病可口服妙纳等降低肌紧张。椎动脉型可加用改善血液循环的药物。

（五）颈椎牵引

颈椎牵引疗法是对颈椎病较为有效且应用广泛的一种治疗方法，但必须掌握牵引力的方向、重量和时间三大要素，以保证牵引的最佳治疗效果。

（六）物理治疗

在颈椎病的治疗中，物理治疗可起到多种作用：①消除神经根及周围软组织的炎症、水肿。②改善脊髓、神经根及颈部的血液供应和营养状态。③缓解颈部肌肉痉挛等。常用的方法有直流电离子导入疗法，低、中频电疗法，高频电疗法，磁疗，超声波等。

（七）推拿和手法治疗

推拿和手法治疗大致可分为3类：①传统的按摩、推拿手法；②关节松动术；③旋转复位手法。

（八）佩戴颈围

外伤所致的颈椎病或颈椎病急性发作时，可按需选用颈围领或颈托，起制动和保护作用。但不主张长期应用颈托，因会引起颈肩部肌肉肌力减退、关节僵硬。

（九）手术治疗

无论哪一类型颈椎病，其治疗的基本原则都是先非手术治疗，无效时再考虑手术治疗。

四、康复护理指导

（一）避免诱发因素

颈椎病是一种慢性病，应平时加强预防。诱发因素除外伤外，还有落枕、过度疲劳、不良姿势、受凉等。

（二）防止外伤

设法避免各种生活意外和运动损伤，如乘车中打瞌睡急刹车时，极易造成颈椎损伤。

（三）矫正不良姿势

要注意纠正生活和工作中的不良姿势。避免长时间低头或固定一个方向工作；在工作1小时后应活动颈肩部，改变一下体位。改变不良的生活习惯，如卧床阅读、看电视、无意识地甩头动作等。

第二节 腰椎间盘突出症的康复护理

一、概述

腰椎间盘突出症（Lumbar Disc Herniation，LDH）腰椎间盘退变、后突，压迫脊神经根或马尾神经，引起腰痛、下肢放射痛或膀胱、直肠功能障碍。本病多发于20～50岁的青壮年，男性比女性多见，$L_4 \sim L_5$、$L_5 \sim S_1$突出占90%以上，腰椎间盘承受的载荷远大于其上面的体重。在坐位时，腰椎间盘上的载荷约是躯干重量的3倍，而活动时由于动力性载荷的存在，椎间盘载荷达静态位置时的2倍。腰椎间盘中纤维环的层状结构和相邻胶原纤维的交叉决定了其有很强的抗压应力的能力。虽然椎间盘抗压能力很强，但对张压力特别是扭转压力的耐受能力相对较弱。椎间盘的生理退变从20岁即开始，在椎间盘本身退行性变的基础上，可以因一次急性腰部扭伤或长期反复劳损（青少年患病者多为较严重的急性外伤）导致本病发生。

二、主要功能障碍

（一）疼痛

临床主要表现为腰背痛、下肢放射性神经痛、下肢麻木感。咳嗽、打喷嚏或腹部用力时症状加重，卧床休息症状减轻，站立时症状较轻，坐位症状较重。腰椎间盘突出较重者，常伴有患侧下肢的肌萎缩，以背伸肌肌力减弱多见。中央型巨大椎间盘突出时可发生大小便异常或失禁、鞍区麻木、足下垂，部分患者有下肢发凉的症状，整个病程可反复发作，间歇期间可无任何症状。

（二）活动受限

腰椎各方向活动受限。

三、康复护理措施

（一）卧床休息

急性期患者疼痛较剧烈时，可指导患者短时间卧床休息，一般以2～3天为宜，不主张长期卧床。也可采用Mckenzie（麦肯基）姿势疗法，患者俯卧位躺在呈"V"字形的治疗床上；或俯卧位时，在胸部和小腿下垫一软枕，使腰部伸展，保持这一姿势5～20分钟。

（二）腰围制动

穿戴腰围可以限制腰椎的运动，特别是协助腰背肌限制一些不必要的前屈动作，以保证局部损伤组织可以充分休息。特别是急性期患者，因局部的急性炎性反应和刺激，可有不同程度的肌肉痉挛，穿戴腰围后，减少了腰的活动，可起到加强保护的作用，合理使用腰围，还可减轻腰背肌肉劳损。腰围不应该长期使用，以免造成腰背部肌力下降和关节活动度（ROM）降低，继而引起肌肉失用性萎缩，对腰围产生依赖性。腰围戴的时间一般不超过1个月，在佩戴腰围期间可根据患者的身体和疼痛情况，做一定强度的腰腹部肌力训练。

（三）药物治疗和注射疗法

疼痛治疗最常用的药物是非甾体类消炎止痛药，严重者可合理选用激素类药物。急性期神经根受刺激或压迫有剧烈的腰痛和下肢放射性疼痛者，可用甘露醇脱水，可口服妙纳等降低肌紧张和痉挛。根据患者情况可选用局部痛点注射或骶管注射等缓解疼痛。

（四）腰椎牵引

腰椎牵引是治疗腰椎间盘突出症的有效方法。根据牵引力的大小和作用时间的长短，将牵引分为慢速牵引和快速牵引。

（五）物理治疗

物理因子治疗可促进局部血液循环，缓解局部无菌性炎症，减轻水肿和充血，缓解疼痛，解除粘连，减轻肌肉及软组织痉挛，在腰腿痛的保守治疗中是不可缺少的治疗手段。临床常根据患者的症状、体征、病程等特点选用高频电疗、低中频电疗、直流电药物离子导入、磁疗等。

（六）腰腿痛保健操

腰腿痛保健操宜在患者腰腿疼痛等症状缓解后开始练习，内容包括腹肌、腰背肌肉锻炼和腰椎活动度锻炼，应根据病情需要在医生指导下选择练习。一般每日练习一次，每一动作维持4～10秒，重复4～10次；练习时动作宜平稳缓慢，开始时重复次数宜少，以后酌情渐增，以不增加疼痛为度。主要动作包括：①"蹬腿"样动作。仰卧位，一侧腿屈曲，做"蹬腿"样动作（向不同方向）；双腿轮流练习。②背肌强化运动。俯卧位，双臂伸直支撑，抬起头和躯干上部；俯卧位，双腿伸直，轮流抬起。③腰部伸展运动。站立位，双手放在胯部，尽量向后伸，保持膝关节伸直。

（七）手术治疗

单纯性腰椎间盘突出症的患者，经保守治疗无效后，微创介入治疗应是首选的治疗方法。其治疗方法包括：经皮穿刺胶原酶髓核溶解术、臭氧髓核注射技术、脉冲射频治疗等，具有操作简单、创伤小、住院时间短、费用少等优点。对于经规范保守治疗无效或治疗后症状明显加重、中央型突出、有马尾症状或有椎管狭窄征象等不适合微创手术者，可考虑手术治疗。

四、健康教育

（一）疾病知识指导

在急性发作期就应开始对患者进行健康教育，告知患者这不是一种严重疾病，多数预后良好，指导患者保持活动，逐渐增加运动量，尽早恢复工作。肥胖者应适当减肥，吸烟者要戒烟。

（二）良枕位和选择合适的床垫

在生活和工作中要保持正确的坐、立姿势，即保持正常的腰椎生理前凸。如需长时间固定同一姿势或重复同一动作时，要定时调整体位，并加简单的放松活动。站立时应维持适当的腰椎前凸角度，久站应该经常换脚，或者利用踏脚凳调整重心。避免长时间穿高跟鞋。据统计，重体力劳动和驾驶员者腰椎间盘突出症的发生率较高，从事这类工作时要特别注意姿势和动作。腰痛患者应选用硬板床，并垫铺厚度适当、软硬适宜的褥子，可缓解腰部肌肉的痉挛。

（三）腰背肌功能锻炼

坚持适当的运动可改善腰腿痛症状和预防复发。除腰腿痛保健操外，特别推荐游泳，因在游泳时，腰椎间盘的内压最低，同时又可有效锻炼腰腹肌和四肢肌力。

第三节　骨折的康复护理

一、概述

骨质的连续性发生完全性或部分性中断称骨折，患者骨折后可能存在并发症，同时，肢体的制动对功能活动有不同程度的影响。早期的康复护理对减少并发症、促进肢体功能早日恢复十分必要。骨折的愈合过程一般分为3个阶段：①血肿机化演进期。骨折后，断端髓腔内、骨膜下和周围软组织内出血形成血肿，并凝成血块，引起无菌性炎症，形成肉芽组织并转化为纤维组织。与此同时，骨折断端附近骨内、外膜深层的成骨细胞在伤后短期内即活跃增生，约1周后即开始形成与骨干平行的骨样组织，由远离骨折处逐渐向骨折处延伸增厚。骨内膜出现较晚。②原始骨痂形成期。骨内、外膜形成内、外骨痂，即膜内化骨。而断端间的纤维组织则逐渐转化为软骨组织，然后钙化、骨化，形成环状骨痂和腔内骨痂，即软骨内化骨，骨痂不断加强，达到临床愈合阶段。③骨痂改造塑形期。在应力作用下，骨痂改建塑形，骨髓腔再通，恢复骨的原形。

二、主要功能障碍

（一）关节功能障碍

骨折后患肢长时间制动固定，可造成关节活动功能障碍。关节功能障碍是骨折后最为常见的并发症。

（二）肌肉萎缩、变性

肢体制动后肌肉的失用性萎缩很快发生，早期的肌萎缩通过积极的肌力训练是完全可以改善的。但若长期、严重的肌萎缩不予纠正，肌肉即发生变性、坏死，最后出现肌肉的纤维样变，丧失肌肉的收缩能力。

（三）肢体血液循环障碍、下肢深静脉血栓形成

肢体制动，关节活动和肌肉的收缩减少，肌肉对血管、淋巴管的挤压作用消失；卧床引起血流减慢、血液黏滞性增加、重力影响及固定物压迫；骨折所致的血管内皮损伤等均易导致肢体血液回流障碍，出现肢体的肿胀、疼痛，严重者可致下肢深静脉血栓形成，导致肺栓塞等的发生。

（四）肢体负重能力下降，骨质疏松发生

下肢的制动影响了下肢正常的负重功能，骨骼应力负荷减小，使骨代谢过程中骨吸收过程活跃而骨形成缓慢，引起骨质的流失而造成骨质疏松的发生。

三、康复护理措施

（一）康复护理目标

（1）减少肢体制动所引起的各种并发症和继发的神经、肌肉、血管损伤。

（2）协助治疗师在病房内接受基本康复训练，改善ROM，提高肌力，缓解肢体肿胀、疼痛等症状。

（3）保持骨折部位良好的血液、淋巴循环。

（4）提高ADL，让患者尽早达到生活自理，重返工作岗位。

（5）创造良好的治疗环境，减轻患者的精神负担和心理压力，最大限度地调动患者的主观能动性，保证康复治疗计划的顺利完成。

（二）骨折愈合第一阶段康复护理

尽早鼓励患者对患肢近端与远端未被固定的关节进行各个方向全范围的运

动,一天数次,根据患者的能力逐渐从被动运动、助力运动、主动运动到抗阻运动。

1.等长收缩练习

石膏固定部位的肌群在复位稳定1~2天,局部疼痛减轻后及时进行等长收缩练习。开始时,先让患者在健侧肢体上体验肌肉的等长收缩。训练时肌肉收缩强度由轻到重,无痛时可逐渐增加用力程度。要求每天进行5~10组,每组重复10次,每次收缩维持10秒。

2.支具保护下的功能练习

对于一些下肢骨折后髓内钉固定的患者,尽早在支具保护下进行下肢部分负重训练。患者卧位下,在下肢和床边(足侧)放置坚固物体让其双足支撑于坚固物体上,起到下肢部分负重的作用。应鼓励患者早期下床活动,术后2~3天在有效的止痛和固定保护措施下让患者扶拐部分负重步行。

3.加强健肢活动训练

包括主动运动及抗阻力训练、健侧肢体各关节活动和ADL训练,早期健侧下肢负重。

4.物理治疗

直流电,中频、低频电刺激治疗,以防止肌肉萎缩,改善肌力。红外线或各种透热疗法有助于消肿,改善局部血液循环;超声波疗法、按摩等有助于减少粘连;脉冲超短波有利于固定局部消炎止痛,有金属内固定的患者也可以治疗;直流电钙离子导入或磁疗促进骨折断端愈合。

(三)骨折愈合第二阶段康复护理

1.改善ROM

常用的改善ROM的三部曲:首先,在关节牵引前进行20~30分钟的蜡疗或中药熏洗,使受累部位组织放松、血液循环改善、疼痛肿胀减轻,为牵引创造良好的条件;其次,行机械性关节牵引,每次牵引至少保持10分钟牵引的重量以不引起明显疼痛为宜，可以重复进行5~6次，每次间隔10分钟，也可以采用关节松动手法；最后，结束牵引后，用石膏托或支具固定被牵引关节与所在位置的度数，保持和固定牵引的效果，能忍受者可以戴支具至第2天牵引时取下。应注意遵循以下几点：①循序渐进的原则。活动范围由小到大，避免突然发力、用力过猛、强度过大引起创伤性关节炎、骨化性肌炎等并发症。②控制关节活动度。尤其是经关节的骨折，如果固定不好，骨关节表面的不平整，在进行反复的关节主、被动活动中，容易造成关节面的磨损、关节软骨的退变，引起创伤性关节炎。③训练需反复多次进行。尤其是关节牵引每次持续的时间最好在10分钟以上，以局部有紧张感、轻度牵拉痛为宜。④治疗中定期检查、评估，注意骨折对位情况，内固定物对关节活动的影响。

2.肌力练习

骨折患者在恢复期迅速恢复肌力是改善其功能活动的关键因素。应根据肌肉现有肌力水平，分别采用助力运动、主动运动或抗阻运动的方式，按照超量恢复原则对患者进行训练，使患者通过一定努力才能完成训练目标，并且至少要持续6周时间。常用肌力练习方式：①通过外力进行肌肉的被动牵拉、叩击，多关节被动运动和挤压，通过皮肤感觉刺激、本体感觉促进技术等募集更多的神经元等，以促进肌肉收缩功能恢复。适用于肢体瘫痪，肌力0~1级而无法运动者。②助力运动：助力运动常是电刺激向主动运动过渡的中间形式，用于肌力1~2级的患者的功能训练或ADL的代偿性活动。强调患者最大限度地用力，仅给予最低限度的助力。③主动运动：适用于肌力3级的患者。④抗阻运动：适用于肌力4~5级的患者。

（四）常见部位骨折的康复护理

1.肘关节附近的骨折

如肱骨髁上骨折、髁间骨折，尺骨鹰嘴骨折及桡骨小头骨折等。手术内固定后应尽早在外支具、吊带的保护下进行肩关节的主动耸肩、下压及前后摆动活动，活动幅度逐渐加大，2~3周后可以进行主动旋肩运动。不限制腕、手关节的主动运动和抗阻运动。对于不涉及关节面的骨折，术后2~3周可以每日定时去除外固定，由治疗师托住患者肘部和前臂做肘关节被动屈伸，并逐渐过渡到主动屈伸，切忌活动时引起明显疼痛。对于伸展型肱骨髁上骨折术后早期以肱二头肌、旋前圆肌静力性抗阻收缩训练为主，暂缓肱三头肌和旋后肌的主动收缩练习。屈曲型骨折则以肱三头肌静力性收缩为主，暂缓肱二头肌和旋后肌的主动运动。肱骨髁间骨折，如骨折涉及关节内的骨折，容易引起顽固性的骨关节粘连和挛缩，术后应尽早使用被动关节训练康复器（CPM）治疗，无CPM则定时取下外固定物帮助患者进行关节的被动或助力运动并逐渐过渡到主动运动。

2.腕关节附近的骨折：腕、手部骨折

经手术内固定后，主要影响手康复的问题是固定期间出现的各种并发症，常见的是手肿胀、疼痛，ROM受限或丧失，关节粘连，肌力减退，感觉功能减退，手功能的失用、误用或过度使用。骨折内固定后，在可能的情况下，应尽早进行手、腕关节的活动，即使是很小范围的关节活动对消除手部肿胀、改善ROM也是有益的。注意抬高患肢，加强由远端向近端的向心性手法按摩，必要时可以给患者从手指远端向近端缠绕弹力带或配置弹力手套，同时应鼓励患者进行手腕部肌群的等长收缩用力，这些均有利于手肿胀的消除，防止长时间肿胀导致局部软组织纤维增生而进一步影响手关节的活动。对于手局部的疼痛、肿胀，如果是局部血液循环障碍所致，可以进行冷热对比治疗，即将手浸入42℃热水中4分钟，然后再浸入20℃的冷水中1分钟，交替以改善血管的舒缩功能，相当于对血管进行按摩。还可以进行局部按摩、蜡疗、脉冲超短波治疗、经皮电刺激等，以解除疼痛、肌肉痉挛和防止损伤部位的肿胀及粘连。

3.膝关节附近的骨折

膝关节附近的股骨髁与胫骨平台都是松质骨，机械强度较低，而膝关节承受强大的压力，如果骨折线穿越关节面，易造成关节损伤、粘连，引起关节活动受限，导致创伤性关节炎或关节退行性变的发生。因此，膝关节附近的骨折进行正确的康复训练十分重要。对于股骨髁及髁上骨折、胫骨平台骨折、髌骨骨折的患者，在手术内固定后，应尽早接受CPM治疗，活动的范围和频率逐渐由小到大。髌骨横行骨折做张力带钢丝固定的患者，由于内固定减少了骨折面分离的危险，可以早期进行膝屈曲活动，让患者将小腿自然垂挂于床边，借助小腿重量使膝关节屈曲，有效地防止顽固性关节挛缩、粘连，并有助于关节面的修复。手术后

3～4天，患膝在外固定物的保护下开始进行患肢股四头肌静力性收缩练习及踝、趾关节肌肉的主动活动；手术1周后进行髌骨小范围的侧向被动活动；术后第2周开始增加助力髋关节屈伸练习；术后第3周开始，每天去除外固定，由治疗师托着患肢做膝关节助力屈伸运动，然后逐渐过渡到患者主动屈伸运动。膝关节附近骨折患者不宜下肢过早地负重，尤其胫骨平台骨折，早期负重易引起胫骨平台塌陷。需要下床活动的患者可以借助拐杖进行患肢不负重步行训练。骨折线穿越关节面的患者应注意尽量减少关节的磨损。适合早期负重的患者，应鼓励其尽早扶拐下地活动，进行患肢部分负重及步行训练。

4.脊柱融合、固定术后

脊柱不稳定骨折常采用手术复位及行脊柱融合术。术后卧床3～4周，卧床期间可做床上保健操。术后第1周即可开始，常用的保健操有以下几种。

（1）卧位活动。从手术后2～3天就可以进行：①卧位下保持躯干相对固定，做交替屈膝、屈髋10次，让膝部尽量靠近胸腹部。②仰卧位双膝屈曲位下两膝分开，重复做髋关节外展、外旋10次，以牵拉大腿内侧的肌群。③俯卧位向后直腿抬高10次。

（2）可在腰部保护带或支具支持下保证躯干伸直位下坐起，也可以借助直立床或墙壁支撑下进行站立活动，活动时间以患者能耐受为宜。其主要动作包括：①支撑站立位进行原地踏步；②支撑站立位下肢交替进行髋外展活动，以牵拉大腿内侧肌群；③支撑站立位下交替将一侧下肢于膝屈曲位下用足踩在矮凳上，然后做伸膝动作，以牵拉大腿后部肌群；④躯干支撑靠墙，做双膝半蹲活动，躯干沿墙壁上下滑动10次；⑤站立支撑位下，做踮脚或跷足活动10次。

（3）站立位活动。患者通过上述活动8～9天后，可逐渐过渡到站立训练，其主要动作包括：①双臂上举过头重复10次；②向前、向后环肩运动各10次；③双手触肩肘关节画圈运动10次；④双上肢交替做外展侧上举过头运动各10次；⑤一侧上肢充分上举过头，对侧上肢沿同侧腿侧缘尽量下滑，交替进行10次。

第四节　截肢的康复护理

一、疾病概述

（一）相关概念

截肢是指通过手术将失去生存能力、没有生理功能、威胁人体生命的部分或全部肢体切除，以挽救患者生命，并通过安装假肢和康复训练来改善肢体功能。其中包括截骨（将肢体截除）和关节离断（从关节处分离）两种。造成截肢的原因主要有严重的创伤、恶性肿瘤、严重感染、周围血管疾病、神经系统疾病、先天性畸形、发育异常、再植后肢体无功能等。关于截肢平面的名称主要依据解剖学进行区分，如上臂截肢（也称肘上截肢）、前臂截肢（也称肘下截肢）、大腿截肢（也称膝上截肢）、小腿截肢（也称膝下截肢）等。

（二）病理生理

截肢后幻肢痛是一种神经病理性疼痛，其病理机制尚不明确，与其他神经病理性疼痛的病因类似，外周和中枢神经的损伤可能是引发幻肢痛的重要原因。有研究者提出，外周神经切断部位的一系列变化先引起截肢部位的神经损伤，进而导致中枢神经系统内部结构重组及化学变化，从而引发幻肢痛。

（三）治疗要点

截肢后的治疗要点主要包括：围手术期对症治疗，药物治疗，心理行为治疗，手术治疗，物理治疗，中医药治疗等。

二、康复护理原则及目标

（一）康复护理原则

康复护理以尽可能防止和减轻截肢对患者身体健康和心理活动造成的不良影响为原则。

（1）截肢后会影响患者的肢体活动及日常生活活动能力，尽快重建或代偿已经丧失的功能以减轻截肢对生理功能的不良影响。

（2）截肢后患者心理上受到极大创伤，从而产生严重的心理问题，康复护理中要重视心理康复以减轻患者心理活动的不良影响。

（二）康复护理目标

1.短期目标

（1）保持截肢部位良肢位摆放，消除残肢肿胀，避免关节挛缩。

（2）让患者了解截肢的相关知识以及穿戴假肢需要的条件。

（3）增强肢体肌力训练，穿戴假肢前，尽可能改善残肢关节活动度、增强残肢肌力，增强残肢皮肤弹性以及耐磨性，消除残端肿胀，增强全身体能，增强健肢及躯干的肌力。

（4）穿戴假肢后，指导患者掌握穿戴假肢的正确方法以及日常维护和保养，假肢侧单腿站立，不使用辅具独立行走，能上下台阶、左右转身。

（5）做好残端皮肤护理，防止残端感染。

2.长期目标

（1）帮助残肢发挥残存肢体的最佳代偿功能。

（2）纠正不良步态，穿戴正式假肢后，提高正常步态、步行能力，减少异常步态。

（3）最大限度地提高患者日常生活活动能力。

（4）预防失用性肌肉萎缩，加强肌力训练。提高对突然的意外做出应急反应的能力，跌倒后能自行站立。

三、康复护理措施

（一）截肢术围手术期护理

1.术前心理准备

介绍社会上截肢后成功的案例，详细说明手术方法及术后可能发生的后果，与患者一起讨论手术前后需要进行的功能训练以及假肢的安装方法，取得患者的理解和合作。手术前做好宣教工作，详细解释手术的必要性，使患者有充分的思想准备，引导患者接受和注视残端，使患者接受事实。

2.术前皮肤准备

有开放性损伤伤口、窦道、感染病灶者加强换药处理控制感染，以防止术后残肢感染。对皮肤进行适当的牵伸，以增加术后残端皮肤的耐磨性，从而适应假肢的穿戴。

3.术前患者训练

对下肢截肢患者，病情允许，可进行单足站立扶拐训练，为术后早期康复训练做准备。为了更好地使用拐杖，可指导进行俯卧撑、健肢肌力训练，使健侧肢具有足够的肌力，同时教会患者扶拐行走的技术。对于上肢截肢者，如截肢侧为利手，需要进行"利手交换训练"，将其利手改变到对侧。对健侧肢体及可能保留的患侧肢体进行肌力和关节活动度训练。

4.治疗原发病和并发症

对于外伤患者，需要注意有无休克、出血、感染、循环血容量不足等临床表现，维持生命体征稳定。对于有肺部感染的患者加强呼吸功能训练。对于血管闭塞性疾病或糖尿病的患者需要积极治疗控制原发病，以避免术后残肢发生缺血坏死或感染。

5.术后护理及假肢佩戴前期的康复护理

佩戴假肢前期是从截肢术后到患者接受永久性假肢这段时间，是患者情感和身体愈合的准备期。通过训练促进残肢定型，增强肌力，防止肌肉萎缩、关节僵硬和畸形，改善关节活动度，为安装假肢后发挥更好的代偿功能做准备。

（1）心理护理

术后1～7天的心理护理以非语言交流为主。护士要用礼貌、诚恳、自然、热情的态度，消除患者恐惧、悲观的心理。防止患者的自杀行为，除去床旁的锐器、绳子等，加强巡视，并指导家属不要在患者面前流泪、着急、埋怨。应从各个方面帮助患者，让患者感受到家的温暖，从而树立战胜疾病的信心。同时，在做好各项护理操作的同时，要合理地采用同情、劝导、启发和支持等交流方法，帮助患者走出自卑、焦虑的心境，对护理人员产生信任感。

（2）术后即可安装假肢

条件允许的情况下，在截肢术后手术台上即刻安装临时假肢，或者一般在截肢1周后，即可安装临时假肢，对残肢定型、早期离床进行功能训练、减少幻肢痛、防止肌肉萎缩和关节挛缩等有极大作用。

（3）保持合理的残肢功能位

原则是避免关节挛缩畸形。残端肌肉力量不平衡，导致患者会不自主地采取不良体位，非常容易导致关节屈曲挛缩。另外由于肢体失去平衡，会引起骨盆倾斜和脊柱侧弯。这些变形一旦固定，将对其假肢的设计、安装以及步态、步行能力带来非常严重的影响。因此，早期保持患肢的功能位避免出现错误体位显得特别重要。要求摆放功能位，例如，下肢功能位是髋、膝关节伸展，如小腿截肢患者避免膝下垫枕头，大腿截肢患者避免在两腿中间夹枕头及残端垫枕时间每次小于2小时等。如下肢截肢，卧位和站立位均应保持髋关节、膝关节伸直中立位摆放，避免膝下垫枕。每天训练趴着睡30~60分钟，1天2次，避免髋关节挛缩。

残肢的皱缩和定型：为了促进及改善远端的静脉回流，减轻残肢肿胀，伤口拆线后即可使用弹力绷带包扎残端，利于残肢定型。大腿截肢用宽15cm的绷带，小腿和上臂截肢用宽10cm，长4.5m的绷带。为了保持残端的圆柱形，包扎时须从残肢远端开始斜行向近端包扎，远端紧近端松，以不影响远端血液循环为宜。保持每4小时重新包扎1次，夜间也不能解除绷带。

（5）幻肢痛和幻肢觉

一些研究显示75%的患者截肢后几天就可出现幻肢痛，有少数患者术后数月或数年才开始出现。截肢平面越高，幻肢痛发生率越高；上肢截肢幻肢痛发生率比下肢截肢高；6岁之前的儿童未见发生术后幻肢痛。因此应加强心理护理，给予心理支持技术、放松技术等；早期安装临时假肢可以减少幻肢痛发生；可采用物理治疗、中医药治疗方法减轻疼痛；对顽固性疼痛，可行神经阻滞治疗、神经毁损手术治疗。

（6）残肢训练

重点在于关节活动度训练和增强肌力训练两方面。训练过程中应遵循尽早进行、循序渐进的原则。尽可能避免关节发生挛缩。

上臂截肢患者容易发生肩胛胸廓关节挛缩。大腿截肢患者容易发生髋关节屈曲、外展、外旋挛缩，严重影响行走和站立功能。小腿截肢患者常发生膝关节屈曲挛缩。因此，术后关节活动度训练应该有针对性地加强肩胛胸廓关节活动度训练、髋关节后伸、内收训练、膝关节伸直训练。采取主动运动和被动运动相结合的方法，训练过程中动作要温和避免手法粗暴，加力速度要缓慢，防止关节周围软组织损伤。肌力训练也应考虑以上因素，增加肩胛带肌、上肢残存各肌群、髋关节内收、内旋后伸肌群、膝关节伸肌群的肌力训练，防止关节挛缩和肌肉萎缩。

（7）躯干肌训练

应以腹背肌训练为主，并辅以躯干旋转、侧向移动及骨盆提举等动作。

（8）残端皮肤护理

残端皮肤应经常保持清洁干燥，每天使用皂液清洗，然后用软毛巾擦干，注意避免擦伤皮肤，预防水疱产生，防止细菌、真菌感染。每次佩戴假肢后训练尽可能少于1小时，训练后脱下假肢检查残端皮肤情况，有无皮肤磨损、颜色变化、感觉改变等。训练后做好残端皮肤清洁，保持清洁干燥。

（9）残肢脱敏

残端在不同的表面进行负重摩擦、拍打等方法消除残端痛觉过敏，使残肢尽快适应外界的触摸和压力，为安装假肢做准备。

（10）平衡功能训练

下肢截肢患者，应进行坐位平衡、跪立位平衡、佩戴假肢后站立位平衡训练。

（11）ADL训练

护士应指导患者利用健肢熟练掌握ADL的技能。①利手截肢患者主要强调辅助手更换，尽可能发挥辅助手的作用，扩大其使用范围。②非利手截肢者要维持和增强残肢肌力，维持动作的协调性与灵活性。③双上肢截肢者可提供一副万能袖套（辅具），可以用它握持器具或刷牙、进餐、如厕、穿衣、修饰等。④下肢截肢的作业训练可通过木工作业、脚踏式道具进行练习；为掌握平衡，可通过木工作业、打乒乓球、投标枪进行训练；为保持髋或膝关节活动范围，可通过自行车式砂轮机训练；为促进残肢定型，可进行肌力锻炼，踏松土，使用踩式道具；拄拐杖步行，弥补残侧下肢的功能，同时进行健侧下肢锻炼。

（二）假肢佩戴后期的康复护理

1.心理护理

一周后患者对肢体残缺的心理承受能力增强，对身体的康复充满信心和希望。在功能锻炼过程中会出现急于求成的心理，或在锻炼中因为不能完成某个动作而烦躁、愤怒。这段时间应指导患者进行科学合理的功能锻炼，培养患者的毅力和不怕困难的勇气。护士应详细向患者介绍假肢的基本知识，让患者认识到"截肢不等于残废"，充分了解以后的生活。出院后随访，鼓励患者多参加社会活动，体现个人价值。

2.穿脱假肢的训练

不同部位的假肢以及不同类型的假肢有各自的基本操作技术，护士应根据不同假肢指导患者学习穿戴并学会自己操作。上肢假肢患者主要训练假肢的操控系统，熟练掌握后开始进行日常生活活动能力训练和利手交换功能训练。下肢假肢主要是纠正各种异常步态，如倾斜步态、外展步态、画圈步态等对于不同特殊路面的适应性步行训练、灵活性训练、倒地后站起、搬运物体训练等。

3.站立位的平衡功能训练

下肢截肢患者佩戴假肢后，让患者站立在平衡杆内，手扶双杠，反复练习重心转移，体会假肢承重的感觉以及利用假肢支撑体重的控制方法。随后练习离开平衡杆后假肢单腿负重平衡训练。取得较好的静态平衡后，需要进行动态平衡训练，如平衡板上训练、抛接球训练等。

4.步行训练

首先在平衡杆上训练，然后逐渐进行助行器、双拐、单拐、双手杖、单手杖步行训练，最终脱离拐杖自由行走。步行训练时必须注意患者安全，做好防跌倒的知识宣教，避免发生意外。

四、出院康复指导

（一）保持适当体重

现代假肢接受腔的形状、容量要求精准，患者体重增减3kg就会引起接受腔过紧或过松，所以要保持适当体重。

（二）需要持续进行肌肉力量训练

肌肉力量训练可以预防肌肉萎缩，避免残端周径变小导致残端与接受腔之间不匹配，残肢力量强大可以提高残肢的操控性。

（三）防止残肢肿胀和脂肪沉积

脱掉假肢后，残肢要使用弹性绷带包扎，防止残肢肿胀、脂肪沉积，促进残端定型。

（四）保持假肢皮肤清洁干燥

防止残肢皮肤发生红肿、溃疡、毛囊炎、皮炎、过敏等。

（五）假肢要定期保养

脱下假肢后需检查接受腔的完整性，检查有无破损、裂缝，以免损伤皮肤。定期保养假肢包括连接部件和外装饰套等。

（六）注意安全

合理安排训练和作息时间，避免劳累过度，既要积极进行康复训练，又不能急于求成，遵循循序渐进的原则，训练过程中避免跌倒等意外发生。

第五节　膝关节置换术后康复护理

一、疾病概述

（一）相关概念

全膝关节置换就是用特殊精密器械，去除股骨髁、胫骨平台、髌骨表面毁损的软骨和骨赘，用钛或钴铬钼合金和高分子聚乙烯进行关节表面置换。手术的目的是解除膝关节疼痛，增加关节活动度，矫正畸形，改善功能，获得长期关节稳定性。

（二）解剖生理

膝关节是人体最大且构造最复杂，损伤机会亦较多的关节，由股骨内、外侧髁和胫骨内、外侧髁以及髌骨构成，半月板垫在胫骨内、外侧髁关节面上，有加深关节窝、缓冲震动和保护膝关节的作用。前后交叉韧带、胫腓侧副韧带、髌韧带和股二头肌、股四头肌，对维持膝关节的稳定性和正常功能起到重要的作用。

（三）适应证

严重的骨关节炎、类风湿关节炎、创伤性骨关节炎、血友病性关节炎、银屑病性关节炎、感染性关节炎后遗症、涉及关节面的肿瘤切除等。

（四）禁忌证

局部或其他部位尚有活动性感染，局部皮肤、软组织和血供条件很差，术后可能导致切口闭合困难或切口部软组织和皮肤坏死者、神经源性关节病、严重骨质疏松、关节周围肌肉麻痹，难以保持手术后关节稳定或难以完成关节主动活动者、全身情况或伴发疾病使人难以耐受置换手术者。

（五）治疗要点

1.关节清理术

使用关节镜切除关节边缘骨赘，清除关节腔内游离体，恢复关节稳定性。

2.人工关节置换术

去除股骨髁、胫骨平台、髌骨表面毁损的软骨和骨赘，用钛或钴铬钼合金和高分子聚乙烯进行关节表面置换，以解除膝关节疼痛，增加关节活动度，矫正畸形，改善功能，获得长期关节稳定性。

3.辅助治疗

运动增强股四头肌肌力，每天进行15分钟直腿抬高训练以增强肌力，保持膝关节的稳定性及减少股四头肌萎缩。患者适当休息，在日常活动中注意减少或避免膝关节的负重，如减少步行上下楼梯，上下楼梯时扶楼梯扶手，座位站立时用手支撑扶手。

（六）并发症

1.腓总神经损伤

发生率为1%~5%，其症状多出现在术后前3天，主要表现为胫前肌和趾长伸肌功能障碍，引起的原因有手术操作技巧与局部受压。

2.伤口愈合不良

包括伤口边缘坏死、皮肤坏死、皮肤糜烂，窦道形成，切口裂开，血肿形成，发生率为2%~37%。原因有患者自身因素如服用激素、糖尿病等，手术切口选择不当、皮下潜行剥离过多等。

3.骨折

可发生在髌骨、胫骨干、股骨干、股骨髁或胫骨髁，可由于患者骨质疏松、手术操作不当、假体选择不合适等因素导致。

4.下肢深静脉栓塞

是人工全膝关节置换术后的常见并发症，以临床表现为依据的发生率为1%～10%，如用较敏感的诊断技术，其发生率为40%～60%，其中的0.1%～0.4%发生致命性肺栓塞。

5.关节不稳和假体松动

关节不稳的发生率为7%～20%，假体松动的发生率为3%～5%，主要原因与手术操作和假体选择相关。

6.关节僵硬

包含关节伸屈范围达不到正常范围，或虽能进行90°—0°—10°的活动，但不能完成某些日常生活动作。假体选择不当或髌骨关节有问题，术后疼痛、感染、肿胀影响肢体康复锻炼等均可导致。

7.感染

感染是一种严重的并发症，发生率为1%～1.5%，表现为疼痛，关节活动障碍，有时需再次手术，重行关节置换。

二、康复护理原则及目标

（一）康复护理原则

早期介入，循序渐进，个体化原则（年龄，并发症，疼痛和手术并发症等），早期关节持续被动运动，肌力训练贯穿于整个康复进程，注重平衡和本体感觉的训练，主动进行日常生活活动的训练，并发症的预防。

（二）康复护理目标

近期目标：减轻疼痛、能配合完成康复训练，掌握日常生活活动的方法，恢复身体移动能力，患者牢记禁忌。远期目标：患者恢复日常生活活动能力，增强肌力及柔韧性，膝关节功能逐渐恢复正常。患者掌握保护膝关节的方法，延长膝关节使用寿命。

三、康复护理措施

（一）术后第一阶段：急性治疗期（第1～7天）

1.阶段目标

通过康复锻炼达到以下目标：①无辅助下的转移；②无辅助利用适当器械在平地行走或上下台阶；③能够独立进行家庭训练计划；④主动屈曲≥80°（坐位）；伸直≤10°（仰卧位）。

2.康复过程注意事项

（1）避免长时间坐、站立、行走。

（2）行走和关节活动度练习时严重疼痛。

3.康复措施

（1）体位摆放：卧位时用长枕或抬高垫整体抬高患肢，促进静脉回流，防止水肿，避免腘窝下垫枕，防止静脉回流受阻及膝关节挛缩。

（2）冷冻疗法：冰敷，每天2～4次，每次行膝关节活动度练习后使用。

（3）ADL训练：转移（床上坐起、从床到椅、床边站立）、行走、如厕、上下楼梯。

（4）利用适当工具辅助：如助行器，在能够忍受疼痛的范围内负重进行步态训练，每天3～4次，每次15～30分钟，训练次数及时间根据患者的疼痛及耐力情况调整。

（5）被动膝关节活动：根据患者主动屈膝情况选择开始活动的度数，以患者能耐受为度，被动屈膝活动从小度数开始，本阶段屈膝开始达到60°，并逐渐增加，每天2次，每次20～30分钟。

（6）肌肉力量练习：股四头肌、臀肌和腘绳肌等长收缩练习，直腿抬高、坐位屈髋。

（7）关节活动度练习：坐位进行屈膝，踝下垫毛巾卷被动伸膝，上楼梯。每天3～4次，每次15～30分钟，训练次数及时间根据患者的疼痛及耐力情况调整。

4.晋级标准

（1）当住院患者能够完成第一阶段所有目标时可出院回家。

（2）当患者能够协调迈步、双腿负重时，患者可以将助行器换成手杖行走。

（3）当主动关节活动度连续2天超过90°可停止被动膝关节活动。

（二）术后第二阶段（第2～8周）

1.康复目标

膝关节活动度主动辅助屈膝≥105°；主动辅助伸膝≥0°；尽量减轻术后水肿；能迈上10cm高的台阶；能独立进行家庭训练计划；在有或无辅助工具下恢复正常步态；能独立进行日常生活活动。

2.注意事项

（1）如果存在步态倾斜则避免无辅助行走。

（2）避免长时间坐和行走。

（3）避免在疼痛下进行治疗性训练及功能性活动。

（4）在患肢恢复足够肌力或良好控制时才能在爬楼梯时双腿交替。

3.康复措施

（1）采用冰冻疗法、抬高患肢和其他方式消肿。

（2）利用毛巾卷或俯卧位垂腿进行被动伸膝，每天3～4次，每次10～15分钟。

（3）主动伸屈膝关节，每天3～4次，每次10～15分钟。

（4）推髌骨（拆除伤口钉、缝线后以及切口稳定），每天3～4次，每次5～10分钟。

（5）向前上台阶，台阶高度逐渐增加（5～10cm），每天2次，每次5～10分钟。

（6）利用辅助工具进行步态训练：侧重主动屈伸膝、足跟蹬地，双腿交替行走和对称负重。每天3～4次，每次15～30分钟，训练次数及时间根据患者的疼痛及耐力情况调整增减。

（7）进出澡盆、浴室进行ADL训练，上下车转移。

（8）本体感觉、平衡训练：双侧动态活动练习及单侧静态站立练习，每天2~3次，每次10~15分钟。

（9）伸、屈膝关节活动度训练：①屈膝。训练方式为可采取人工辅助训练、足跟滑板辅助训练、靠墙滑板辅助训练。②ROM>90°时用短曲柄测力机（90mm）练习。③ROM>110°时用脚踏车测力机（170mm）练习。

4.晋级标准

（1）膝关节屈曲>105°。

（2）无股四头肌松弛。

（3）有和无辅助工具下都步态正常。

（4）可迈上10cm高的台阶。

（三）术后第三阶段（第9~16周）

1.康复目标

①膝关节ROM：主动辅助屈膝≥115°；②起立时双腿负重对称和相等；③独立进行日常活动，包括系鞋带和穿袜子；④上下楼梯练习：上楼梯台阶高15~20cm，下楼梯台阶高10~15cm；⑤股四头肌／腘绳肌力量、控制和柔韧性达到最大足以满足较高水平ADL的需求。

2.注意事项

（1）如果存在步态倾斜或疼痛则避免上下楼梯练习。

（2）得到医师许可方能进行跑、跳或多轴运动。

3.康复措施

（I）髌骨移动、滑动，每天3~4次，每次5~10分钟。

（2）向前上台阶15~20cm，向前下台阶10~15cm，每天2次，每次10~15分钟。

（3）腘绳肌牵拉练习，每天3~4次，每次10~15分钟。

（4）蹬腿、离心蹬腿、单侧蹬腿训练，每天3~4次，每次15~30分钟，训练次数及时间根据患者的疼痛及耐力情况调整增减。

（5）平衡、本体感觉训练：双腿和单腿动态活动，每天 2～3 次，每次 10～15 分钟。

（6）功能性静蹲：静蹲、靠墙蹲起，每天2次，每次5～10分钟。

（7）身体前倾的逆行踏车，脚踏测力机（170mm）练习。

4.晋级标准

①患者达到全部目标和功能结果；②功能测验结果在该年龄的正常范围；③向前可逐渐迈上15～20cm高台阶，向前可逐渐走下10～15cm高台阶。

四、出院／居家康复指导

（1）回家后仍须继续按康复计划锻炼。应适当休息，避免太劳累。

（2）如发觉伤口无明显诱因疼痛增加或红肿等症状，应尽快征询医生的意见或回院复查。术后14天拆线。未拆线期间，勿沐浴，可擦浴，避免伤口受潮而感染。拆线后2天伤口无红肿热痛方可沐浴，伤口瘢痕可外用润肤膏。

（3）保持理想体重，以减轻膝关节的负担。

（4）日常活动应避免膝关节的过度负担，以减少关节磨损的机会，如应多利用电梯尽量少上下楼梯、少登山、少久站、少提重物，如需提举较重的东西，可以用手推车代替手提方式，减轻膝关节的负荷。避免扭动膝关节、蹲下或坐矮椅子或盘腿而坐。

（5）按时服药，终身定时复诊。如因尿路感染、拔牙等就诊时，须告知主诊医生人工关节置换手术史。

（6）进行适当的功能锻炼，以增加膝关节的稳定性，防止腿部的肌肉萎缩。建议游泳和散步，既不增加膝关节的负重能力，又能让膝关节四周的肌肉和韧带得到锻炼。

第六节 手外伤的康复护理

一、疾病概述

（一）相关概念

手是人类非常重要的器官，长期暴露于外界环境，在生活和劳动中最易遭受创伤，其发病率约占创伤总数的1／3。而由于损伤及手术治疗等因素，往往会发生不同程度的肿胀、粘连、瘢痕、萎缩、关节僵硬、肌肉萎缩等并发症。

（二）解剖生理

手的骨骼由8块腕骨、5块掌骨和14块指骨构成，骨与骨之间形成桡腕关节、腕骨间关节、腕掌关节、掌骨间关节、掌指关节和手指间关节。手部肌肉包含外侧群（大鱼际）、内侧群（小鱼际）和中间群（掌心），其中外侧肌群有拇短展肌、拇短伸肌、拇对掌肌、拇收肌；内侧肌群有小指展肌、小指短屈肌、小指对掌肌；中间肌群有蚓状肌、骨间肌。它们受臂丛神经、腋神经、肌皮神经、正中神经、桡神经、尺神经支配。

（三）治疗要点

1.保守治疗

通过物理治疗可缓解，或不影响生活活动者。

2.手术治疗

①断端处理；②骨骼克氏针固定；③肌腱、血管、神经修复；④伤口缝合；⑤小夹板外固定或石膏外固定。

二、康复护理原则及目标

（一）康复护理原则

需遵循功能训练、全面康复、重返社会3项原则。

（二）康复护理目标

1.近期目标

（1）消除患肢残存肿胀，减轻患肢的疼痛，帮助创伤或病损组织愈合。

（2）预防肌肉的失用性萎缩，避免关节挛缩或僵硬，软化患肢纤维瘢痕组织，增加患肢各关节活动度。

（3）患者掌握功能锻炼及相关健康预防知识，防止受伤部位再损伤。

（4）康复治疗期间不发生相关并发症。

2.远期目标

（1）通过感觉再教育，最大限度地恢复患者感觉功能。

（2）使患者肢体最大限度地恢复正常的肌力、耐力及患肢手功能协调和灵活性，提高患者日常生活活动能力和社会参与能力。

三、康复护理措施

（一）术前期

择期手术前，康复治疗的介入可为手术及术后康复创造良好条件。需进行关节活动范围练习及肌力练习，瘢痕及粘连组织的部分松解，尽可能纠正已存在的关节挛缩及肌肉萎缩，以免术后功能康复更加困难。

（二）早期（术后0～4周）

1.术后2～3天开始

（1）消除水肿，软枕抬高患肢。

（2）肿胀区及其近端肌肉进行节律性的动力性或静力性收缩及放松，对周围的静脉及淋巴管进行交替挤压与放松，利用"肌肉泵"促进静脉、淋巴回流。新近缝合的肌肉、肌腱保持静止。

（3）理疗。红外线、微波、超短波、音频（低、中频）等疗法加强局部血液循环，增强血管壁通透性，加速渗透吸收。

2.防止邻近关节的活动范围受限

患肢未被限制的所有关节每天进行数次主动、助力或被动的方式做大幅度的关节运动。

3.防止肌肉萎缩

除新缝合的肌肉、肌腱必须保持静止外，患肢其余所有肌肉应尽早开始做等长或等长肌肉练习，适时进行抗阻练习。存在周围神经损伤时早期开始瘫痪肌肉的电刺激。

4.尽早起床活动

绝对卧床的患者应早期床上活动。

（三）中期（术后5~8周）

术后组织愈合、外固定去除开始，此期进行系统的关节活动范围练习、肌力练习、作业疗法和理疗，必要时使用支具，辅以理疗，如蜡疗、红外线、微波、超短波、音频（低、中频）等，使手功能获得最大的恢复。

（四）后期（术后9~12周）

此期手功能已获得较好恢复，但需继续进行必要的功能锻炼，以防功能再次减退。如需要再次手术，则术后各期康复重复依次进行。

（五）对于有感觉障碍的患者需进行感觉训练

1.感觉过敏治疗

感觉过敏是手外伤后患者对损伤区或其附近的非痛性刺激常出现疼痛反应。皮肤感觉过敏是神经再生的常见现象。一旦出现感觉过敏，要教育患者减少恐惧心理，有意识地使用敏感区。在敏感区逐渐增加刺激。首先用棉花摩擦敏感区，每天5次，每次1～2分钟。当患者适应后，改用棉布或质地较粗糙的毛巾摩擦敏感区，然后使用分级脱敏治疗。如先用漩涡水浴—做环形按摩—用毛巾类针织物摩擦—触摸不同材料如碎粒、黄沙、米粒、圆珠等，逐渐增加患者耐受力。

2.感觉减退康复治疗

康复治疗的目的，一是教会患者使用代偿技术，安全地使用手，使用目视保护法，称为保护觉训练；二是感觉再训练。

（1）保护性训练

治疗师用针刺、冷、热、深压刺激等手段，让患者去体会每一种感觉的特点。然后，让患者按闭眼—睁眼—闭眼的过程反复训练。

（2）感觉再训练

手的感觉恢复顺序是：痛觉和温觉、30Hz振动觉、移动性触觉、恒定性触觉、256Hz振动觉、辨别觉。早期主要是触觉和定位、定向的训练，后期主要是辨别觉的训练。

（六）手部矫形器、支具的使用

目前支具在手外科术前、术后、术中的应用越来越广泛，是最合适的固定手段，能协助手功能的恢复，手术与支具的结合，为患者取得了更好的疗效。目前支具已经广泛应用于骨折、关节脱位，关节畸形等方面。

1.支具在手外伤后的应用范围

（1）骨折、关节脱位复位术后；关节韧带等软组织损伤、神经肌腱损伤手术治疗后的固定。

（2）骨、关节畸形、神经麻痹及肌腱损伤等矫形手术后的固定。

（3）肢体软组织急性炎症、关节急性和慢性炎症时的固定。

（4）骨、关节结核，急慢性骨髓炎、化脓性关节炎等。

（5）烧烫伤及其他整形外科手术后的固定。

2.康复支具的功能

康复支具的功能主要分为8类：预防和纠正畸形、预防进一步肌肉失衡、辅助或替代瘫痪肌、保护疼痛部分、帮助愈合、防止组织黏连、术前准备、减少瘢痕导致畸形。

3.上肢（手）康复常用支具

（1）静力性支具。手休息位固定支具、手功能位固定支具、手指固定支具、拇指人字固定支具、槌状指矫正固定支具、狭窄性腱鞘炎支具等。

（2）动力性支具。尺神经损伤动力支具、正中神经损伤动力支具、桡神经损伤动力支具、伸指肌腱修复后动力支具、屈指肌腱修复后动力支具、手指固定动力支具、拇指对掌动力型支具等。

四、出院／居家康复指导

（1）日常生活中如何利用身边的物品进行手功能训练，在病情允许的前提下，可随时利用身边的物品进行训练，以增强手部肌肉的肌力和手的灵活性，帮助受伤的手尽快恢复功能。例如捏豆子、写字、翻书、拿勺子吃饭、捡硬币、拉拉链、拧瓶盖、系鞋带、折纸、挂衣服等。

（2）如何自我保护，避免伤后继发皮肤损伤：①注意保持与锐利、坚硬的物品之间的距离，防擦伤、割伤、碰伤。②洗手时，先用健手测试水温，以免烫伤。③防止患肢提拉重物自伤。④避免患侧手长时间抓握。⑤注意患手保暖，防冻伤。

（3）做到按出院医嘱按时复诊，遇到特殊情况或对出现的症状有疑惑时，立即咨询。

第七节　骨关节软组织损伤的康复护理

一、概述

（一）定义

骨关节软组织损伤是指关节周围肌肉、肌腱、腱鞘、韧带、关节囊、半月板、软骨、神经血管等组织的损伤，可以是单纯的损伤（扭伤、挫伤、断裂、撕脱伤）或伴有骨折、脱位，可分为开放性和闭合性两种。软组织损伤按病程可分为急性损伤和慢性劳损。扭伤、挫伤、撕裂等均为急性损伤，是因为在劳动或运动中姿势不协调或遭受暴力，而导致局部软组织损伤，出现出血、充血、渗出等炎性改变。软组织劳损是由于急性损伤治疗不彻底或是长时间单一劳动姿势、持久负重引起的累积性损伤加之环境潮湿寒冷，导致局部软组织的变性、增生、粘连等病理改变，多见于颈、肩、肘、腰、膝等处。

（二）诊断要点

1.病史

（1）急性外伤病史：患者多有明确的外伤经历，如体育运动时摔倒或撞击，搬物体时不慎扭腰，肢体被重物砸伤等。

（2）慢性损伤史：患者多为慢性自发性起病或有慢性累积性损伤病史，如长时间伏案工作，连续弯腰或下蹲工作。

2.症状

（1）急性软组织损伤：受伤局部多有疼痛、肿胀、活动受限、关节不稳等。

（2）慢性软组织损伤：患者多有持续或间断发作的局部酸、胀、钝痛、刺痛、无力，疼痛多可忍受，经休息或改变体位后减轻，劳累或受凉后加重。

3.体征

（1）急性软组织损伤

急性扭、挫伤所受的外力较大，故局部皮下有瘀斑或血肿，关节肿胀，稳定性差，活动受限。

（2）慢性劳损

多为较大面积不适，压痛部位不明确；也可有相对固定的压痛点，如棘上韧带炎、腱鞘炎、网球肘等。

4.辅助检查

（1）X线检查

X线检查是骨关节软组织损伤的常规检查。急性软组织损伤，X线片可显示软组织影增大，若有撕脱骨折可看到小的不规则骨块；慢性损伤多可见骨质增生或韧带钙化影，若病程短可无异常。

（2）CT、MRI、超声检查

CT主要显示骨骼结构，对微小骨折显示优于X线片，对腰椎间盘检查有很大优势。MRI能很好地显示软组织结构，对韧带、软骨、血管、肿块、病变诊断有独到之处，对骨挫伤诊断明显优于CT。超声检查对关节和软组织下积液、积血的诊断准确而方便。

（3）关节镜检查

近年临床上越来越多的应用关节镜检查膝关节的损伤，既直观精确又创伤小，对关节内病变诊断的同时也可治疗。

（4）远红外线热成像检查

对急慢性软组织损伤诊断有参考价值。

二、主要功能障碍

患者骨关节软组织损伤后的主要功能障碍是肢体及关节疼痛、活动受限、关节稳定性降低，并伴随肿胀症状。

三、康复护理措施

（一）骨关节软组织损伤分期治疗原则

软组织损伤的康复护理就是按照治疗原则不同的病理过程进行分期康复护理。

1.急性期

肌肉、韧带损伤初期，应遵循"RICE"原则，即休息（Rest）、冰敷（Ice）、加压包扎（Compression）、提高患肢（Elivation），伤后尽快局部垫棉垫、弹力绷带加压包扎，然后冰敷30分钟，这样的早期康复措施十分重要且有效。对有骨折，韧带、肌肉、肌腱断裂的肢体应做适当的固定。

2.稳定期

伤后48小时，不再有新鲜出血，治疗重点是血肿和渗出液的吸收，可使用物理因子治疗，如超短波、微波、超声中频、理疗、按摩、中药外敷等方法促进创伤的恢复。支具保护、局部制动至创伤愈合。

3.恢复期

局部肿胀疼痛消失后，渐进进行损伤肢体肌力、关节活动度、平衡性及协调性、柔韧性的训练。训练时不宜屏气，否则会加重心肺负担。

（二）常见关节软组织损伤的康复护理

1.踝关节扭挫伤

伤后应立即冷敷，黏膏支持带保护或U形石膏固定，抬高患肢，以减少局部出血及肿胀程度。2天后可用局部无热量超短波治疗，促进消肿及组织愈合。韧带部分断裂或松弛者，在踝关节背屈90°位、极度内翻位（内侧副韧带损伤时）或外翻位（外侧副韧带损伤时）进行靴形石膏固定，或用宽布条、绷带固定2~3周。韧带完全断裂且关节不稳定者，或有小的撕脱骨折块者，也可用靴形石膏固定4~6周，病情严重者可手术治疗。固定后应主动活动足趾，伤后2天后可给予超短波治疗，固定7~10天后可戴石膏行走，锻炼邻近关节的肌力和灵活性。去除石膏后作恢复踝关节活动度练习，加强踝两侧的肌肉力量，保护踝关节稳定性练习。2~3个月后可参加正规训练。

2.膝关节扭伤

膝关节扭伤易损伤内外侧副韧带，Ⅰ、Ⅱ度副韧带损伤的康复方案。

（1）第一期（0~3周）：伤后即刻冷疗、加压包扎；可调支具固定150° ~90°位；股四头肌和腘绳肌等长收缩练习；踝关节主动活动；髋的屈伸练习。

（2）第二期（3~5周）：摘下支具训练；膝的渐进性屈伸训练（0° ~90°）；侧踏台阶练习；进行抗阻断训练；固定自行车蹬踏训练；弃拐练习负重。

（3）第三期（6周后）：开始无阻力工作，可以使用较大阻力进行渐进性抗阻训练，如上下楼梯及"8"字跑。

3.膝关节交叉韧带及半月板损伤

（1）Ⅰ度的轻度损伤。一般适当休息，每日的数次冷疗和口服非甾体类抗炎药。

（2）Ⅱ度的中度损伤。在Ⅰ度损伤治疗的基础上需制动休息抬高患肢，应用支具固定3周，制动期间需进行股四头肌和腘绳肌肉的等长收缩训练，3周后可用拐步行，但应需膝关节支具保护。

（3）Ⅲ度的重度损伤。需手术治疗，重建交叉韧带。

4.肘关节内侧副韧带损伤

急性损伤可行石膏固定3周，慢性损伤可口服非甾体类抗炎药，局部外用消炎止痛药，物理治疗可选用超短波、超声波等治疗。

（1）制动期（0~3周）。一般采用肘关节伸直位石膏固定3周。为避免上肢功能下降，应尽早活动手、腕关节及肩关节。

（2）中期（4~12周）。拆去石膏，开始逐步恢复肘关节功能的练习，包括肘关节ROM训练，静力性肌力训练。

（3）功能恢复强化期（术后3个月）。包括被动及主动关节活动度练习，强化肌力训练，循序渐进地抗阻练习，避免暴力。

5.腰部软组织损伤

（1）急性损伤。伤后应卧硬板床，局部冰敷，无热量超短波 5 ~ 7 分钟治疗，口服非甾体抗炎药。48 小时后可行物理因子治疗：干扰电、超短波、TENS、中频电、按摩或牵引等疗法，疼痛缓解后做"燕飞"动作增加腰背肌肉力量练习。

（2）慢性劳损。自我保健疗法，适当的休息，定时改变姿势，避免长时间低头弯腰动作。必要时工作中佩戴腰围，同时增加腰背肌练习。配合超短波、超声中频、偏振光、远红外线等物理因子治疗，传统的中医按摩推拿也有很好疗效。

6.肌肉挫伤或部分断裂的康复护理

应用拉长固定原则，伤后立即冰敷加压包扎，并将患肢受伤肌肉置于拉长位，做姿势治疗与固定，目的是使肌肉纤维不致因瘢痕挛缩而变短，致使运动时正常肌肉部分不能用力，而伤部纤维却处于第一线的受扯状态。一般1周后开始活动，内容以增加肌力拉长瘢痕的训练为主。以股四头肌损伤为例，伤后冰敷棉垫加压包扎，若肿胀较轻，应在严密观察下屈膝（肌肉拉长）固定，1周后在床上及床边训练膝的屈伸活动。肿胀明显者1周后被动练习屈膝，2周时屈至90°，并在床边垂腿作伸膝活动，1个月后可不负重进行日常活动。康复训练时应严密监控，训练后冰敷。局部发热时应查红细胞沉降率（ESR），如增快则提示有骨化性肌炎的可能。

7.骨挫伤的康复护理

骨挫伤是指由于外伤所致的骨髓的出血、水肿和骨小梁的微骨折，MRI在骨髓的病变中具有较高的敏感性，尤其是脂肪抑制序列的应用提高了对骨髓疾病的诊断水平。骨挫伤多见于膝关节、踝关节、腕关节。伤后的急性期局部应冰敷、支具固定，若关节积液较多可抽吸后加压包扎。48小时后可给予超短波、中频电等疗法，并进行肌肉等长收缩练习。2周后局部蜡疗，关节松动手法治疗，避免负重，适度的抗阻屈伸关节练习。6~8周后可逐渐负重行走。

四、健康教育

（1）患者伤后多有对疾病的恐惧感，应消除患者的思想顾虑，增强其治疗的信心并使其更好地配合治疗。

（2）日常生活、工作、运动时要纠正不良姿势，维持正确体位。

（3）注意劳逸结合，避免过度疲劳，改善工作环境，经常变换工作姿势，坚持科学的运动锻炼。

（4）运动时加强防护意识，佩戴必要的防护器具。

（5）普及伤后紧急处理的医疗常识，勿错过宝贵的急性期治疗机会。

第八节　断肢（指）再植的康复护理

一、疾病概述

（一）相关概念

离断肢（指）体的远端和近端完全分离，无任何组织相连或有少量损伤组织相连，通过清创—骨支架重建—血管吻合—神经肌腱修复—皮肤覆盖的方法，保持肢（指）体的连续性，恢复肢（指）体功能。

1.完全离断

完全离断是指离断肢（指）体和人体完全分离，无任何组织相连。

2.不完全离断

伤肢（指）的软组织大部分离断，相连的软组织少于该断面软组织的1/4。

（二）治疗要点

手术治疗：①断端处理；②骨骼克氏针固定；③肌腱、血管、神经修复；④伤口缝合；⑤小夹板外固定或石膏外固定。

二、康复护理原则及目标

（一）康复护理原则

需遵循功能训练、全面康复、重返社会3项原则。

（二）康复护理目标

康复护理目标包括：①预防和减轻水肿，减轻患（肢）指的疼痛；②使高敏区脱敏，软化瘢痕，避免关节挛缩或僵硬和肌肉失用性萎缩；③感觉再教育、逐步发展运动和感觉功能，使患者肢体最大限度地恢复正常的肌力、耐力及患肢手功能协调和灵活性，提高患者日常生活活动能力和社会参与能力；④康复治疗期间无相关并发症发生；⑤患者掌握功能锻炼及相关健康预防知识，防止受伤部位再损伤。

三、康复护理措施

（一）早期（术后0～4周）

1.术后1周内

给予抗痉挛、抗凝、抗感染治疗，保证再植肢（指）体的存活。此期一般康复不介入。

2.术后2～4周

配合临床预防感染、促进血液循环、维持修复血管通畅和加速修复组织的愈合，可采取以下方法。

（1）超短波

促进深部血管扩张、改善血液循环、防止小静脉血栓形成、抑制细菌生长、加速消肿、控制感染。对骨折端用细钢针固定者，应严格控制在无热量范围，以免发生灼伤。

（2）紫外线照射

用于术后伤口感染有渗液时，紫外线有杀菌作用，可控制表浅部位的感染，促进伤口愈合。

（3）运动疗法

对未制动的关节予以轻微的屈伸运动，同时要求其完成肩肘关节主动活动，避免因长期制动而影响其他关节的正常活动度。

（4）加强自我保护意识

保暖，受凉易引起血管痉挛；禁烟，尼古丁会降低血液含氧量，危及再植肢（指）的血液供应；抬高患肢，减轻水肿。

（二）中期（术后5～8周）

从解除手的制动后开始，目的是控制水肿，防止关节僵硬和肌腱粘连。

（1）主动运动，手指的屈伸和钩指、握拳等动作。动作应轻柔以免损伤已修复的组织。

（2）教会患者肢（指）体感觉丧失后的代偿技术，如皮肤感觉丧失可用视觉代偿。

（三）后期（术后9～12周）

此期骨折已愈合，肌肉、神经和血管愈合已牢固。可进行被动活动和抗阻力运动，康复的重点是继续减少水肿、软化瘢痕、关节主动活动范围练习，功能活动训练（日常生活活动等）和感觉再训练等。

1.关节活动范围练习

（1）主动运动

关节各方向主动运动，达到最大活动范围后再适度用力，使关节区感到紧张或轻度酸痛感。

（2）被动运动

被动牵伸引起关节有紧张感或酸痛感为度，切忌使用暴力，以免引起新的创伤。

（3）支具

静力和动力两种类型，目的是矫正和预防畸形、改善功能。

2.肌力和耐力练习

从轻到重分级抗阻练习，促进肌力恢复的原则是使肌肉尽最大能力收缩以引起适当的疲劳，适当休息，使肌肉在恢复及随后的超量运动中，恢复并发展其形态和功能。

3.感觉再训练（训练4~8周）

（1）触觉

当患肢（指）的动静态触觉均未恢复时，用橡皮以适当的压力触压或叩击患者掌侧皮肤，睁眼看训练的进行及停止过程，然后闭上眼用心体会刺激与停止时的差异，反复练习，每次10分钟，每日2次。当静态触觉有所恢复后，重点练习动态触觉。用橡皮以适当的压力轻轻划动，先睁眼看，然后闭上眼用心体会刺激与停止时的差异，反复练习。每次10分钟，每日2次。

（2）温度觉

在2个小瓶内分别装入冷水和温水（45℃），用患指分别触摸，先睁眼看后闭眼，用心体会冷与热的差异。训练时注意控制温度，以免烫伤。

（3）综合训练

当触觉和温度觉有所恢复后方可进行。此期内外固定均已去除，患肢（指）已有相当的活动范围。准备螺钉、六角帽、钥匙、回形针、硬币、扣子、砂纸、硬纸板、小木块、笔帽、瓶盖、橡皮等放入衣兜中，让患者把手伸入衣兜，仔细揣摩任一物品，辨认为何物后将物品取出对照。每次15分钟，每日2次。

4.作业疗法

训练手的灵活性、协调性，防止手内肌肉萎缩。在关节活动范围和肌力有一定恢复时，及时开始各种日常生活活动和功能活动练习。

5.ADL训练

包括刷牙、穿衣、洗脸、系扣子、用汤匙吃饭等。

6.功能训练

捏夹子、组装玩具、编织、剪纸等。

四、出院/居家康复指导

（1）注意患肢保暖，禁烟半年，防止血管收缩痉挛。

（2）1年内避免提拉重物。

（3）根据正确的方法继续膝关节活动度训练，感觉训练，防止肌腱粘连、肌肉萎缩。

（4）做到按出院医嘱按时复诊，遇到特殊情况或对出现的症状有疑惑时，立即咨询。

第五章

神经系统疾病的康复护理

第一节　脑卒中的康复护理

一、概述

脑卒中（stroke）是指突然发病、迅速出现局限性或弥漫性脑功能缺损的一组器质性脑损伤导致的脑血管疾病，临床常见缺血性脑卒中（脑梗死）和出血性脑卒中（脑出血、蛛网膜下腔出血）。

2015年世界卫生组织报道人类死亡的原因中，脑卒中居第2位。2008年卫生部公布的第3次全国死因调查中显示，脑卒中（136.64／10万）已超过恶性肿瘤（135.88／10万）成为我国第1致死病因。我国脑卒中患病率400～700／10万，发病率为120～180／10万，每年新发病例>200万，存活者600万～700万，且2／3的存活者有不同程度的功能障碍。康复介入不仅能促进机体功能恢复，预防并发症的发生，而且能引导患者以积极的态度对待疾病，改善患者的精神状态。

二、主要功能障碍

（一）运动功能障碍

运动功能障碍是指运动系统的任何部位受损所导致的骨骼肌活动异常，可分为瘫痪、不随意运动及共济失调等，也是脑卒中后最常见的功能障碍。脑卒中后运动障碍主要因运动神经元受损引起肢体瘫痪，多表现为单个肢体或一侧肢体不同程度地瘫痪或无力。运动功能恢复一般要经过3个时期：弛缓性瘫痪期、痉挛期、恢复期。

（二）言语功能障碍

脑卒中患者言语功能障碍发生率为40%～50%，是常见的功能障碍之一。言语障碍可分为失语症和构音障碍。失语症是指在意识清醒，发音和构音没有障碍的情况下，大脑皮质与语言功能有关的区域受损导致的语言交流能力障碍，是优势大脑半球损害的重要症状之一；构音障碍为发音含糊不清而用词正确，与发音清楚用词不正确的失语不同，是一种纯言语障碍，表现为发声困难，发音不清，声音、音调及语速异常。

（三）吞咽功能障碍

由于下颌、双唇、舌、软腭、咽喉、食管括约肌或食管功能受损，不能安全有效地把食物由口送到胃内的进食困难，称为吞咽功能障碍。脑卒中急性期吞咽功能障碍发生率为29%~64%。还可造成误吸、吸入性肺炎、支气管痉挛、气道阻塞、窒息、脱水和营养不良等，从而影响患者的预后，甚至增加病死率。

（四）感觉功能障碍

脑卒中患者中约有75%的人存在不同程度、不同类型的感觉障碍。临床上将感觉障碍分为抑制性症状和刺激性症状两大类。抑制性症状为感觉传导通路受到破坏或功能受到抑制时，出现感觉缺失或感觉减退；刺激性症状为感觉传导通路受刺激或兴奋性增高而出现感觉过敏、感觉过度、感觉异常、感觉倒错和疼痛。

（五）认知功能障碍

认知是人脑接受外界信息，经过加工处理，转换成内在心理活动，从而获取知识或应用知识的过程。认知功能障碍是指脑的器质性病变如脑卒中、肿瘤、外伤等所造成的患者在注意、记忆、语言、思维以及感知等高级皮层机能方面出现的障碍。认知功能障碍包括记忆障碍、注意障碍、执行力障碍、思维障碍、知觉障碍、失语症、失用症、失认症、轻度认知障碍和痴呆等。

（六）尿便障碍

尿便障碍包括排尿障碍和排便障碍，主要由自主神经功能紊乱所致，病变部位在大脑皮质、下丘脑、脑干和脊髓。

（七）心理障碍

由于患者脑卒中损伤的部位、面积及患者本身的性格特点、心理承受能力、家庭支持等不同，脑卒中后心理障碍表现也不同。脑卒中后患者心理变化可分为

6个时期：震惊期、否认期、抑郁期、脑卒中后焦虑、反对独立期、适应期。患者可能经历6个时期的全部过程，也可能经历其中1~2个时期。

三、康复护理原则与目标

（一）康复护理原则

脑卒中患者病情稳定（生命体征稳定，症状、体征不再进展）后，应尽早介入康复治疗护理。脑卒中轻到中度的患者，发病24小时后可进行床边康复、早期离床期的康复训练，训练应循序渐进，必要时在监护条件下进行。康复训练强度需考虑到患者的体力、耐力和心肺功能情况，在条件许可的情况下，开始阶段每天至少进行45分钟的康复训练，适当增加训练强度，有利于改善患者的各项功能。建议应用标准有效的量表来评价患者脑卒中相关的障碍和功能情况，以决定适当的治疗护理水平，制订个体化的治疗护理方案，并实施康复护理。评价结果和预期结果都应告知患者及其家庭成员或照顾者，获取家庭支持。

（二）康复护理目标

脑卒中康复的根本目的是预防并发症，最大限度地减轻障碍和改善功能，提高日常生活能力，其最终目的是使患者回归家庭，回归社会。

脑卒中早期康复干预是指脑卒中急性期当临床症状稳定后24~72小时后可以给予部分临床干预，鼓励患者并逐渐增加康复治疗的主动参与成分。极早期康复干预是指脑卒中24小时内给予的部分临床康复干预。禁忌证：合并严重脑水肿、神经功能恶化、颅内压增高、频发癫痫、严重心肺功能不全者。

四、康复护理措施

（一）弛缓性瘫痪期（Brunnstrom Ⅰ期）康复护理

指发病1~3周内（脑出血2~3周，脑梗死1周），生命体征平稳，患侧肢体肌力、肌张力、腱反射降低，即Brunnstrom Ⅰ期，此期护理措施主要是早期床上活动，从被动活动开始，至自主助力活动，逐渐过渡到主动运动，同时关注患者的心理状态，预防并发症和继发损害，积极诱发肢体的随意运动，为下一步功能训练做准备。

1.良肢位

在脑卒中的恢复过程中，患者会出现肢体痉挛、共同运动和联合反应，限制其主动活动。而早期利用或抑制某些基础反射、注意正确体位会预防和减轻这种痉挛模式的出现和发展，为下一步更积极地治疗奠定良好基础。良肢位正是由此出发，以运动生理学、运动条件反射形成和消退的原理为依据，为防止或对抗异常痉挛模式的出现而设计的一种治疗性体位。

（1）仰卧位

该体位可作为一种替换体位或在发病初期患者不能耐受其他体位时采用。患侧肩胛骨尽量向前伸，在肩胛骨下面垫一软垫；肩关节向外展与身体呈45°；肘关节、腕关节伸展，前臂旋后，掌心向上；手指伸展略分开，拇指外展。患侧臀部下面垫一个软垫，髋关节稍向内旋；膝关节稍弯曲，膝下可垫一小枕；踝关节背曲，保持90°，足尖向上，防止足下垂，在床尾放置枕头。头部避免使用过高的枕头，不要有明显的左右偏斜（可以稍偏向患侧）。

（2）患侧卧位

该体位增加了患肢的感觉刺激，并使整个患侧上肢拉长，从而减少痉挛，且健手能自由活动。斜侧卧40°～60°，头部用枕头舒适地支撑，背后用枕头塞稳，患侧上肢前伸，使肩部向前，确保肩胛骨的内缘平靠于胸壁。上臂前伸以避免肩关节受压和后缩。肘关节伸展、前臂旋后，手指张开，掌心向上。手心不应放置任何东西，否则会因抓握反射的影响而引起手内肌的痉挛。患者下肢健肢在前，患肢在后。患侧膝、髋关节屈曲，稍稍被动背屈踝关节；健侧下肢髋、膝关节屈曲，由膝至足部用软枕支持，避免压迫患侧下肢肢体。患侧卧位躯干应稍稍后仰，患侧肩部略向前伸，避免患侧肩部过多承受身体压力而引起疼痛。保持患侧肩胛骨前伸位时，不能直接牵拉患侧上肢，以避免对患侧肩关节的损伤。

（3）健侧卧位

患侧上肢下垫一软枕，肩前屈90°～130°，肘和腕关节保持自然伸展，前臂旋前，腕关节背伸，手心向下自然伸展。患侧骨盆旋前，髋、膝关节呈自然半屈曲位，置于枕上。患足与小腿尽量保持垂直位，身后可放置枕头支撑，手腕呈背伸位，防止手屈曲在枕头边缘；足不能内翻、悬在枕头边缘；两腿之间用枕头隔开。

2.肢体被动运动

目的是防止或减轻水肿，刺激屈伸肌群，放松痉挛肌肉，牵张挛缩和粘连的肌腱和韧带，维持和恢复关节活动范围，为主动运动作准备。

被动运动原则：操作者应参照健侧关节活动范围进行全关节无痛活动，其活动范围是正常的50%~60%，活动先从大关节再到小关节，从健侧开始，再活动患侧，直至主动运动恢复，发病后3~4天进行患肢所有关节全范围被动活动，每日2~3次。

3.主动运动

弛缓性瘫痪期的所有主动训练都是在床上进行的，主要原则是利用躯干肌的活动以及各种手段，促使肩胛带和骨盆带的功能恢复。

（1）Bobath握手

Bobath技术主要运用与痉挛模式相反的运动模式进行治疗并利用关键点的控制促进运动过程的掌握。Bobath握手是手的抗痉挛模式，广泛用于脑卒中的临床康复治疗。具体方法是双手交叉相握，掌心相对，患手拇指置于健手拇指掌指关节以上。偏瘫早期使用Bobath握手，肘关节伸直，肩胛骨前屈，上举，以活动双上肢，从而维持肩关节活动度，防止痉挛。痉挛期肌张力增高，此时采用Bobath握手，伸直肘关节，可以抑制屈肌异常模式，防止手的屈曲畸形。

（2）床上翻身训练

翻身动作包括被动翻身和主动翻身。翻身前可采用Bobath握手，双上肢腕肘伸展位，保持肘关节尽量伸直。

被动翻身动作如下。由仰卧位向患侧翻身：护士首先将患侧上肢保护好，患肢肩部向前伸，伸肘，伸腕，护士用一手掌顶住患肢手掌，另一手拉住患者健手，翻向患侧，而后将患肢置于良肢位。由仰卧位向健侧翻身：护士首先将患侧下肢屈曲，双手分别置于患侧肩部与臀部，用适当力量将患者翻向健侧，而后将患肢置于良肢位。

主动翻身动作如下。①摆动翻身法：年轻或能伸肘的患者建议采用此翻身法。患者仰卧位，采用Bobath握手即双手交叉，患手拇指放在健侧拇指上方，双上肢伸展并向头的上方上举，下肢屈膝，双上肢伸展，在头上方水平摆动，借助摆动的惯性，带动身体翻向患侧。②健腿翻身法：患者上肢肌张力高，屈曲挛缩不能伸肘时，建议采用此翻身法。患者仰卧，双上肢屈曲抱胸；健腿屈曲，用健侧脚钩住患侧腿的下方；利用健侧伸膝的力量带动患侧身体翻向健侧。

（3）桥式运动

目的是加强患侧伸髋屈膝肌的练习，避免患者恢复期行走时出现偏瘫步态。

①双侧桥式运动：仰卧位，上肢放于体侧伸展撑于床面，或双手十指交叉，双上肢上举；双腿屈膝，足支撑在床上，然后将臀部主动抬起，并保持骨盆呈水平位，维持一段时间后慢慢放下。早期训练，可由护士协助固定患侧膝关节和踝关节并拍打刺激患侧臀部，引导患者完成桥式运动。

②单侧桥式运动：在患者能完成双侧桥式运动后，训练单侧桥式运动，患者健侧下肢伸展悬空，患侧下肢屈膝，患足踏床、伸髋、抬臀完成单侧桥式运动。

③动态桥式运动：可进一步增强下肢内收、外展的控制能力。仰卧屈膝，足支撑在床上，双膝平行并拢，健侧下肢保持不动，患侧下肢进行内收和外展动作，并控制动作的幅度和速度。然后患侧下肢保持中立位，健侧下肢进行内收、外展动作。

（二）痉挛期（Brunnstrom Ⅱ、Ⅲ期）康复护理

发病2周以后，肢体开始出现运动，而这种运动同时伴随着痉挛，大约持续3个月，相当于Brunnstrom Ⅱ、Ⅲ期，此期主要是控制肌痉挛和异常的运动模式，训练运动控制促进分离运动出现。

1.抗痉挛训练

上肢抗痉挛训练：患者取仰卧位，以Bobath握手，用健手带动患手上举，伸直和加压患臂，这样被动活动肩关节和肩胛带，帮助上肢功能恢复，也可预防肩痛和肩关节挛缩。

下肢控制能力训练：包括屈膝、屈髋训练。踝背屈练习，下肢内收、外展控制训练等。踝背屈训练：患者仰卧位，双腿屈曲，足踏床，护士用一只手固定踝部，另一只手使患者足背屈外翻，抵抗消失后，让患者主动背屈踝关节，使患者被动和主动背屈踝关节。

2.坐位训练

在病情允许的情况下，鼓励患者及早坐起，以预防压疮、深静脉血栓形成、坠积性肺炎等并发症的发生。

（1）床上正确坐姿

当床头抬高30°，体位保持30分钟无不适时逐渐抬高至45°、60°、90°。注意保持身体两侧平衡，躯干端正。髋关节屈曲90°，背部软枕垫好，保持躯干伸展，双上肢伸展位放在床前桌上。臀下可置一坐垫，双膝屈曲50°~60°，膝下垫一软枕，患侧足底放一软枕，保持踝关节背屈或足中立位。

（2）轮椅坐姿

上肢：患者上身直立，在轮椅靠背处垫一木板；臀部尽量坐在轮椅坐垫的后方；患侧要避免肘关节的过度屈曲；患侧前臂和手用软枕支撑，以免患侧肩关节受到上肢重量向下牵拉的力量；手指自然伸展，避免过度屈曲。

下肢：双腿自然下垂，在患侧下肢外侧置软垫，纠正患侧腿的外旋，达到两侧足尖对称，避免患侧足尖外旋。

（3）从卧位到床边坐位训练

将患者移至护士侧，护士一手辅助患者头部向上抬起，另一手帮助患侧下肢移向床边并沿床沿垂下，使患者的双足踏地或踏在支撑台上。训练患者独立起坐，先翻身至健侧卧位，健腿支撑患腿，将患侧上肢置于体前，患者用健侧上臂支撑躯干，同时抬起上部躯干。

保持正确的坐姿：要求头、颈、躯干保持左右对称，躯干伸直，无扭转现象，尤其患侧肩部不得偏向后方。髋关节、膝关节、踝关节均保持屈曲90°。

（三）恢复期（Brunnstrom Ⅳ、Ⅴ期）康复护理

恢复期相当于Brunnstrom Ⅳ、Ⅴ期，患侧肢体和躯干痉挛明显减轻，肌力弱，平衡协调能力差，需进行平衡训练，逐步加强肌力和耐力训练。

1.平衡训练

平衡训练应在保证患者安全的原则下，循序渐进，因人而异。由易到难，支持面由大到小，从静态平衡到动态平衡，逐渐增加训练复杂性。训练顺序如下。

截瘫患者：前臂支撑下的俯卧位→肘膝跪位→双膝跪位→半跪位→坐位→站立位；偏瘫患者：仰卧位→坐位→站立位。

（1）仰卧位下平衡训练

主要以桥式运动训练为主。

（2）坐位平衡训练

患者静态座位平衡训练，让患者独立静坐，头部和躯干为中立位，肩关节外展，外旋，肘关节伸展，腕关节背伸，髋关节、膝关节、踝关节屈曲90°，双足踏地与肩同宽，保持数秒后，慢慢倒向健侧，自己能调整至原位，必要时协助者给予帮助，防止跌倒。静态坐位平衡训练后，患者进行Bobath握手，向各方向拉伸身体，不要增加支撑面，完成自动态平衡训练直至他动态平衡训练。

（3）立位平衡训练

立位前应做坐位踢腿踏步训练增强肌力。站立时动作要领为双足后移，屈膝稍>90°，躯干伸直前倾，肩和双膝前移过脚尖，然后髋、膝伸展站起。患者站起后，双手垂于体侧，膝关节不能过伸或过屈，保持站立位。坐下时，躯干前倾，膝前移及髋、膝屈曲坐下。患者可逐步进行扶持站立、平衡杠内站立、徒手站立，达到自动立位平衡。当患者在受到外力推拉的情况下能调整重心保持平衡，说明已达到他动态立位平衡。

2.步行训练

立位平衡是为步行做准备，当患者达到自动立位平衡，患侧肢体持重达体重的一半以上，可进行步行训练。脑卒中患者步行训练不宜过早，训练量不宜过大，有出现膝反张、足内翻等的可能。年纪较大的患者易出现废用综合征或患肢负重改善缓慢，可借助支具提早进行步行训练。

（1）步行周期

一侧足跟着地到该侧足跟再次着地称为一个步行周期。步行周期分为支撑相和摆动相。支撑相是指足与地面接触和承受重量的时期，占步行周期的60%。摆动相指是离开地面向前摆动的时期，占步行周期的40%。步行训练的条件：站立平衡2级以上；患侧下肢能支撑体重的3/4以上；能主动屈伸髋、膝关节。按照步行动作，分解进行分步训练，然后在步行练习中纠正错误动作，逐步提高患侧下肢的运动功能。

（2）针对摆动相问题的训练方法

肌力练习：髂腰肌、腘绳肌、胫前肌及腓骨长、短肌，重点练习屈髋、屈膝、踝背屈的分离运动；床上本体神经肌肉促进技术；杠内治疗师引导迈步（控制膝足的引导，控制躯干的引导）；下蹲动作训练等。

（3）针对支撑相问题的训练方法

①相关肌力训练：胫前肌，臀中肌，选择性练习小腿三头肌、腘绳肌、股四头肌；膝关节控制能力训练；患侧负重能力训练；坐起及蹲起训练（注意控制重心及防止患腿外旋）；杠内健侧踩板凳，患侧负重训练；上下楼梯训练等。

②辅助下行走：步行早期常有患侧膝关节过伸和膝关节打软现象，注意膝关节的控制。侧方辅助行走：护士站在患侧，一手握住患者的患手，使其掌心向前，另一只手放在患者胸前，帮助患者缓慢行走，并注意纠正异常姿势。后方辅助行走：护士站在患者的后方，双手分别放在患者髋部两侧，防止在行走时出现髋关节上抬、画圈步态等异常姿势。

③上下楼梯训练：按照"健腿先上，患腿先下"的原则，主要控制腰、髋、膝关节的稳定性及上下台阶时的重心转移。

3.上肢及手功能训练

上肢功能的康复效果没有其他部位明显，忽略对上肢的康复训练，会产生一系列偏瘫上肢问题，如关节活动受限、肩关节半脱位、肩痛、肩手综合征、水肿等。

（1）肩关节和肩胛带活动

诱发肩胛带肌肉的主动运动和控制能力，预防软组织缩短，肩胛骨后缩、下降，肩痛和肩关节半脱位等。采用Bobath握手，进行上肢的主动辅助运动，手臂向不同方向摆动如触摸前额、头顶、左右肩部等。

（2）肘关节活动

进行肘关节屈伸，前臂旋前旋后训练。患者仰卧位，肩关节轻微外展，一手扶肘关节，另一手握腕关节，屈伸肘关节训练。

（3）腕关节活动

进行腕关节的屈伸及向桡侧、尺侧偏移活动。

（4）手指关节活动

屈伸、对掌、对指、手指爬升练习。

（5）手指灵活性、协调性和精细动作训练

用患肢写字、梳头、拍球等。通过限制患者的健侧上肢，集中强化训练患侧上肢。

4.ADL训练

包括运动与转移，从座位训练开始，逐步进行日常生活动作训练，进一步进行家务和社交活动训练。先进行单侧活动，再进行双侧协调活动，先粗大后精细，先简单再复杂，分解动作掌握后再进行组合运动。功能训练是反复学习、实践，并逐渐加强的过程。对患者取得的微小进展给予评价和鼓励，以保证训练顺利进行。

（1）进食指导

进食时，坐位为佳，全身放松，头略前倾，颈稍弯曲，躯干伸直，上肢伸展平放于餐桌上，掌心向下，健手进食。切忌将患侧手臂下垂或屈曲放置在胸前，以防肩关节半脱位或加重脱位。建议餐具防滑处理，以免餐具滑动，增加患者取食难度。

（2）更衣指导

评估患者动态坐位平衡和认知功能良好，方可进行穿、脱衣服的训练。穿时，先穿患肢，后穿健肢；脱时，先脱健肢，后脱患肢。上衣，建议穿宽松、纯棉质地、开衫为宜；裤子，建议穿松紧裤。

（3）清洁

患者具有坐位平衡能力，建议到洗手间洗脸、刷牙。清洗指甲使用带吸盘的指甲刷。患者能完成站立洗漱时，上肢伸直，患手伏于洗手池边；当上肢无力不能伸直或支撑不住时，由家属扶住患肢肘部伸直，切记不可自然下垂患侧上肢或将其屈曲放置胸前。

（4）如厕动作

完成独立如厕的前提是教会患者掌握轮椅到便器（马桶）的转移动作以及握持扶手和身体转移动作。建议使用便器（马桶），卫生间内安装扶手。

（5）大、小便管理

协助处于脑卒中恢复期、运动功能障碍轻的患者到厕所进行大、小便。生活不能自理者，男性可用集尿器，使用尿壶或塑料小袋系于外生殖器上等；女性患者可用塑料便盆帮助完成大、小便。鼓励患者多吃粗纤维蔬菜。养成定时大便的习惯，每日一次为宜，如大便困难或3日无大便应使用缓泻剂或开塞露等，便秘严重者可用低压肥皂水灌肠，排便时按摩腹部或屏气增加腹压利于大便排出。

（6）淋浴

采用坐位、站立位的淋浴。用健侧肢体测试水温，以免发生烫伤或着凉，淋浴时间不超过30分钟。建议患者使用加长的刷子，或者将毛巾两端固定环扣，健侧手在后背上方，拉动毛巾擦洗后背。使用专门淋浴用椅，防止滑倒。

5.感觉障碍康复训练

脑卒中患者运动障碍同时常伴有感觉障碍，感觉功能和运动功能有密切关系，因此必须建立感觉、运动训练一体化的概念。训练时，同一动作或同一种刺激反复训练，不要频繁更换训练用具。训练要循序渐进、由易到难、由简单到复杂；避免因感觉丧失或迟钝造成烫伤、创伤、跌倒、压力伤以及感染等。

（1）浅感觉训练

训练时先进行睁眼训练，待进步后再闭眼训练，反复练习。弛缓性瘫痪期对患肢进行轻拍、叩打、用毛刷快速刷拂。用棉签轻触皮肤或黏膜，或用大头针针尖以均匀的力量轻刺患者皮肤，并与健侧对比。用浸过热水（40℃～50℃）和冷水（5℃～10℃）的毛巾交替贴敷，训练温度觉。

（2）深感觉训练

良肢位保持，适当增加患侧卧位时间。进行被动和主动肢体位置的摆放，让患者感受肢体的位置，对肌张力低下的肢体控制不良时尤为有用。患侧负重训练。

（3）复合感觉训练

手指触觉恢复时，逐步开始训练。让患者闭眼触摸辨认常见或熟悉的物品，如钥匙、杯子、笔等。若辨认困难可以睁眼触摸。将纸张、布料、砂纸等不同质地的物品，让患者先睁眼辨别，然后闭眼辨别。记录正确识别时间，触摸识别应从形状简单、体积较大且质地相同的目标开始，逐步过渡到形态复杂、体积较小且质地不同的目标。

6.吞咽障碍康复训练

旨在通过改善生理功能来提高吞咽的安全性和有效性。如提高吞咽肌肉收缩力量、速率和肌肉的协调能力，以达到安全有效的吞咽。专家推荐使用的康复训练与治疗手段包括口腔感觉训练、口腔运动训练、气道保护方法、低频电刺激、表面肌电生物反馈训练、食管扩张术、针刺治疗、通气吞咽说话瓣膜的应用等。口腔训练是恢复吞咽功能的基础训练，通过大脑皮层感觉运动的神经调控机制，改善舌的感觉及功能活动。

（1）口腔感觉训练技术

针对口腔期吞咽障碍患者的口腔浅深感觉、反射异常设计的一系列训练技术，旨在帮助改善口腔器官的各种感觉功能。包括冷刺激训练、嗅觉刺激、味觉刺激、口面部振动刺激等（见表5-1）。

表5-1 口腔感觉训练技术

口腔感觉训练技术	主题描述
冷刺激训练	使用冰棉棒刺激或冰水漱口是一种特别的感觉刺激，适用于口腔感觉较差的患者
嗅觉刺激	嗅觉刺激多用芳香味刺激物，故又称芳香疗法。通过芳香物质中的小分子物质（芳香小分子）刺激嗅觉来达到对嗅觉的调节及对嗅觉信息传递的促进作用，包括黑胡椒、薄荷脑刺激等
味觉刺激	舌的味觉是一种特殊的化学性感觉刺激，通常舌尖对甜味敏感，舌根部感受苦味，舌两侧易感受酸味刺激，舌体对咸味与痛觉敏感。将不同味道的食物放置于舌部相应味蕾敏感区域，可以增强外周感觉的传入，从而兴奋吞咽皮质，改善吞咽功能
口面部振动刺激	用改良的振动棒刷擦口腔内颊部、舌部或面部，给予这些部位深感觉刺激，提高口腔部的运动协调能力。此方法的刺激范围较手工操作刺激广，振动频率和强度可随时调节，适用于不同年龄段的吞咽障碍患者
气脉冲感觉刺激	通过气流冲击刺激口咽腔黏膜诱发吞咽反射，提高口咽腔黏膜敏感性，加快吞咽启动。尤其适用于因严重认知障碍不能配合其他治疗的成人及儿童
冰酸刺激	吞咽前在腭舌弓给予冰酸刺激，可以提高口咽对食团知觉的敏感度，减少口腔过多的唾液分泌，并通过刺激脑干的激活系统，提高对食物的感知和对进食吞咽的注意力。本训练适用于口腔温度觉和味觉较差的患者

口腔感觉训练技术	主题描述
K点刺激	K点位于后磨牙三角的高度，腭舌弓和翼突下颌帆的中央位置。可选择专用的小勺、普通棉棒或手指等方法刺激该点。目的是促进张口和诱发吞咽反射，适用于上运动神经元损伤后张口困难的患者，对于认知障碍及理解力下降的患者也适用
深层咽肌神经刺激疗法	该方法利用一系列的冰冻柠檬棒刺激，改善咽喉的感觉运动功能，刺激时着重强调3个反射区：舌根部、软腭、上咽与中咽缩肌，达到强化口腔肌肉功能与咽喉反射的目的
改良振动棒深感觉训练	利用改良振动棒可提供口腔振动感觉刺激，通过振动刺激深感觉的传入，反射性强化运动传出，从而改善口腔颜面运动协调功能。此种训练在临床实践中并未出现任何不良反应，配合度高、依从性好的患者也可以在家中训练

（2）口腔运动训练技术

口腔训练技术如表5-2所示。

表5-2　口腔运动训练技术

口腔运动训练技术	主题描述
口腔器官运动体操	徒手或借助简单小工具做唇、舌的练习，借以加强唇、舌、上下颌的运动控制、稳定性及协调、力量，增强进食咀嚼的功能
舌压抗阻反馈训练	通过应用舌抗阻反馈训练装置改善舌流体静压，提高舌活动能力的一种训练方法。常用工具有美国爱荷华口腔行为仪，也可以使用带有水囊的自制导管。这是一种直观地将患者舌的抗阻上抬能力通过压力值显示的正反馈训练技术
舌肌的康复训练	使用舌肌康复训练器（吸舌器）被动牵拉或在舌活动时施加助力和阻力，提高舌肌力量。不仅用于牵拉舌，也可在唇、舌、面颊部等肌肉运动感觉训练中使用
Masake训练法	吞咽时，通过对舌的制动，使咽后壁向前运动与舌根部相贴近，增加咽的压力，加快食团推进。可增加舌根的力量，延长舌根与咽喉壁的接触时间，促进咽后壁肌群代偿性向前运动
Shaker锻炼	又称抬头训练，目的是提高食道上段括约肌开放的时间和宽度，促进清除吞咽后因食道上段括约肌开放不全而引起的咽部残留食物

口腔感觉运动训练适应证包括：①唇闭合障碍、张口障碍、舌无力无法伸出唇外、软腭上抬幅度不足等运动障碍；②口腔感觉障碍；③流涎、食物在口腔弥散不能形成食团、食物无法被运送到咽部等口腔期吞咽障碍。强化感觉刺激通过增加吞咽中枢的感觉信息输入，更早触发吞咽活动，对吞咽的启动和调节至关重要。

（3）气道保护手法

气道保护手法旨在增加患者口、咽、舌骨喉复合体等结构的运动范围，增强运动力度，增强患者的感觉和运动协调性，避免误吸。主要包括延长吞咽时间的Mendelsohn吞咽法；保护气管的声门上吞咽法及超声门上吞咽法；增加吞咽通道压力的用力吞咽法等。正确应用保护气道的徒手操作训练方法，可提高吞咽的安全性和有效性，气道保护手法如表5-3所示。

表5-3　气道保护手法

气道保护手法	主题描述
Mendelsohn吞咽法	该法通过被动抬升喉，来增加环咽肌开放的时长与宽度，避免误吸，改善整体吞咽的协调性
声门上吞咽法	在吞咽前及吞咽时通过呼吸道关闭，防止食物及液体误吸，吞咽后立即咳嗽，清除残留在声带处的食物的一项气道保护技术。要求患者是在清醒且放松状态下施行，还必须能遵从简单指令
超声门上吞咽法	指患者在吞咽前或吞咽时，将杓状软骨向前倾至会厌软骨底部，并让假声带紧密闭合，使呼吸道入口主动关闭。适用于呼吸道入口闭合不足的患者，特别适合喉声门上切除术后的患者
用力吞咽法	为了在咽期吞咽时增加舌根向后的运动而制定。多次用力吞咽，可使少量残留在咽喉的食物被清除掉

（4）低频电刺激疗法

体表的低频电刺激只是作为吞咽障碍治疗的辅助手法，并无循证支持的效果，不提倡广泛使用。目前使用较多的有神经肌肉电刺激、经皮神经电刺激、电针灸等。

（5）表面肌电生物反馈训练

吞咽动作是口腔、咽部和喉部许多小肌肉复杂的协调运动过程，由于直接观察这些复杂的肌肉运动比较困难，故一般通过电子仪器记录口咽喉部表面肌肉的肌电信号，以视、听觉信号等方式显示并反馈给患者，根据这种反馈信号及治疗师的语言提示，患者学会控制这些肌肉以提高吞咽肌群的力量和协调性。对于依从性较好的吞咽障碍患者，表面肌电生物反馈训练有较多的循证支持，配合用力吞咽法或Mendelsohn吞咽法效果更好。

（6）食管扩张术

包括改良的导管球囊扩张术、内镜下扩张术、胃咽橡胶梭子扩张术和支架置放术。分别适用于环咽肌或贲门失弛缓症，食管良性狭窄如先天性狭窄、手术后吻合口狭窄、化学灼伤性狭窄、肿瘤放疗后单纯瘢痕性狭窄、消化性狭窄等引起的吞咽障碍的治疗。

（7）针刺治疗

电针除了常规的中医穴位作用之外，还有低频电刺激作用，国内大量的文献报道有效，基于经验推荐使用，应强调辨证施治。

（8）通气吞咽说话瓣膜

气管切开患者中，在气管套管口安放一个单向通气阀，吸气时瓣膜开放，吸气末瓣膜关闭；呼气时气流经声带、口鼻而出，可改善吞咽和说话功能。这种装置称为通气吞咽说话瓣膜，简称说话瓣膜。除直接恢复语言交流外，它还具有以下作用。①改善咳嗽反射：上呼吸道有气流通过，改善呼吸道的感觉功能，使患者能感受到有分泌物的存在，并意识到必须清除；②提高嗅觉和味觉功能：呼气时气流流经鼻腔或口腔可刺激相应的嗅觉和味觉感受器，从而提高嗅觉和味觉的功能；③提高呼吸功能：安装说话瓣膜后，可进行正常咳嗽和呼吸训练，减少肺部感染，加快拔除气管套管的进程；④改善患者的焦虑和躁动等心理障碍。

说话瓣膜的适应证：①清醒且有恢复语言交流的愿望；②需要吞咽治疗，如神经系统疾病；③没有明显气管阻塞的双侧声带麻痹；④闭合性头颅损伤或创伤，不能耐受全部堵住气管套管开口。

（9）神经调控技术

包括重复经颅磁刺激（repetitive transcranial magnetic stimulation，rTMS）、经颅直流电刺激（transcranial direct current stimulation，tDCS）等，通过改变脑的兴奋性诱导脑可塑性的变化，结合吞咽训练对吞咽功能的恢复有好的效果。

（10）代偿性方法

旨在用一定的方式代偿口咽功能，改善食团摄入，且不会改变潜在的吞咽生理。常用的代偿性方法如表5-4所示。

表5-4　代偿性方法

代偿性方法	主题描述
食物调整	食物的性状影响吞咽的过程，通过调节食物的性状，可以让部分吞咽障碍患者安全有效地进食 液体稠度的调整：根据吞咽造影检查结果，针对单纯饮水呛咳的患者，可以加凝固粉（目前市面此类产品基本上分为改良淀粉和黄原胶两类，但商品名称不一）将液体（果汁、牛奶、茶、汤等）增稠，减少误吸和呛咳的机会 食物质地调整：根据进食评估来选择食物质地，如软食、切碎的食物、爽滑的浓流质、稀流质。食物质地可参照国际吞咽障碍者膳食标准行动委员会建议的质构等级，依据质构特性可把食物分为8个等级 一口量的调整：调整每口进入口腔的食物，旨在利于口腔期食团形成、食团向咽腔推送，以及顺利进入食道，推荐的进食一口量5~20ml为宜。建议进行容积-黏度测试（V-VST）或吞钡造影（VFSS）检查后选择合适的一口量
吞咽姿势的调整	吞咽时，通过头颈等部位的姿势调整，可使吞咽通道的走向、腔径的大小和某些吞咽器官组成结构（如喉、舌、杓状软骨）的位置有所改变和移动，避免误吸和残留，消除呛咳等症状。此方法能保持患者的正常生理功能，不需要患者在吞咽时特别用力。适用于神经系统疾病（如脑卒中）、头颈部肿瘤术后等情况。不同年龄的患者均可采用，无明显不良反应
进食工具的调整	成人选择杯子、勺子、吸管、缺口杯或运动水杯等。应充分考虑安全、方便适用
环境改造	环境的调节如减少干扰、降低噪声、增强照明、促进社交互动等可以改善进食体验。医务人员应学会行为干预治疗，辨别哪种行为策略能改良饮食过程并告知小组其他人员，其中包括进食前、中、后的情境策略、言语提示、书面提示和标志、身体提示、视觉提示等

7.言语障碍康复

言语是交流沟通的重要手段。言语障碍康复是促进言语障碍者交流能力的获得或再获得。主要是给予某种刺激，使患者做出反应，正确的反应要强化（正强化），错误的反应要矫正（负强化），如此反复进行以形成正确的反应，纠正错误的反应。

（1）失语症康复护理

患者先从听、理解和呼吸训练开始，逐步进行语言表达和书写训练。失语症的治疗形式可分为直接疗法和间接疗法，个别训练和集体训练。治疗过程中将几种方法结合应用，还要发挥患者自主训练的积极作用。根据患者的失语类型和程度制订适当的训练计划，然后进行评定以决定计划的继续或修改，失语症康复护理如表5-5所示。

表5-5　失语症康复护理

失语症康复护理的训练	主题描述
直接训练	是与患者进行特定的语言功能训练，通过反复和适当的刺激以激发语言功能的恢复和未受损区域的功能代偿，促使患者做出特定的反应
Schuell刺激法	是语言训练中最常用的方法，通过反复的语言刺激促进脑内语言模式的组织、储存和提取。原则是给予患者能接受的合理的语言单位及刺激长度、难度、速度，并提高音量；恰当运用感官刺激，如视觉、触觉、嗅觉的刺激；给予患者反复的刺激，提高反应性。每次刺激应引起相应的反应，如患者对刺激产生的用手指示、复述、读音、写字等反应，不能激起反应则说明给予的刺激不恰当，应做相应的调整；若患者有正确的反应，通过鼓励、赞许进行强化，对错误的反应可以沉默或改变刺激内容，不应强行矫正
阻断去除法	即利用未受阻断的较好语言形式中的语言材料作为"前刺激"，来引出对另一语言中形式有语义关联的语言材料（被阻断者）的正确反应，从而去除阻断。如对呼名障碍而听理解相对完好的命名性失语的患者，将练习呼名的目标词如"铅笔"一词，夹在一系列单词如"钥匙、铅笔、苹果"中进行听理解练习后，诱使患者将以前不能呼名的目标词"铅笔"说出
功能重组法	通过对功能系统残存成分重新组织或再加上新的成分，以便产生一个适合操作的新功能系统，从而达到语言能力的改善。如言语失用的患者用手指敲打，作为促进流畅言语产生的方法
补偿技术	失语症的恢复有一定的限度，为使患者具有日常生活中所必需的实用交流能力，必须让患者充分利用残存的语言功能，学会实用的、基本的、适合自身水平的交流技术。如利用文字及图片、画图、手势等
听理解训练	指导患者进行听语指图、物；执行指令；回答是非题等
言语表达训练	复述单词、句子、文章；称呼练习，联想呼名；描述物品的功能，叙述事件等

失语症康复护理的训练	主题描述
读解训练	进行词图匹配等卡片和图片配合训练；语句重排，朗读后回答文章问题等训练
书写训练	促进患者对语言的理解，分为抄写、默写和听写
间接训练	强调安排患者的交流环境，促进使用交流能力，而不是直接单一的言语处理过程，常用方法为失语交流促进法。采用代偿手段，如手势、画图表意、交流板或交流手册、电脑说话器的应用。鼓励患者在日常生活中与伙伴进行沟通互动，提升失语症患者的沟通能力

（2）构音障碍康复护理

构音障碍是指由神经病变、言语有关的肌麻痹、肌力减弱或运动不协调等所致的言语障碍。包括痉挛型、迟缓型、运动过强型、运动过弱型、失调型、混合型构音障碍，构音障碍康复护理如表5-6所示。

表5-6 构音障碍康复护理

构音障碍康复护理的训练	主题描述
松弛训练	目的是通过随意肌群的放松，使非随意咽喉肌群的肌紧张松弛。从足部开始逐步到口面部肌肉放松
呼吸训练	增强呼气流量、延长呼气的时间，并改善气流的控制。包括腹式呼吸、膈肌促通手法、用力呼吸等
发音训练	采用示教—模仿方法，让患者对着镜子练习，先发韵母，后发声母，先学喉音，后学唇音
发音器官训练	包括唇、舌、软腭等发音器官训练。唇部的开合、龇牙、抿嘴、抗阻训练；舌操运动；指导患者发"h、h"音，训练软腭发音

言语障碍患者在训练时，护士要语速减慢，使用简洁、易懂的句子；给予患者充分的时间，不断调整，发现患者最佳的交流时间；并注意伴随言语障碍的任何影响交流的因素，如听觉和视觉障碍等。

8.认知障碍康复

（1）感知力训练

感知力障碍主要表现为失认症和失用症。

失认症主要表现如下。①听觉失认：向患者展示熟悉的内容图片并同时在录音机内播出相应的语音。②视觉失认：包括颜色失认、物品失认、形状失认、面容失认、身体失认和视空间失认。可进行颜色配对；让患者找出多种物品内相同的物品；经常拿出患者熟悉的家人和朋友的照片辨认，并练习正确认知身体各个部位的名称；指导患者如何看地图，找出指定的地点。③单侧空间忽略：护士和家属在日常生活中应及时提醒注意忽略侧，并经常触摸忽略侧。用粗糙的毛巾或毛刷刺激患侧肢体、冷热交替刺激患侧感知；进行画削、分段线、字母删除作业等；阅读书刊报纸，指导患者从左侧开始，以鲜艳的颜色为标记，提示患者见到标记时开始阅读。各种训练尽可能在忽略侧进行，使患者更多地转头或转动眼睛，增强注意力。

失用症：包括意念性失用、意念运动性失用、穿衣失用、运动性失用、步行失用。在进行特定活动前，给予患者本体觉、触觉、运动觉刺激，用动作帮助指导，而不是通过语言；把语言命令降低到最低的程度，可手把手教会完成动作，根据完成的情况减少帮助，说话时注意语气和方法；功能代偿，鼓励患者自己穿衣，利用商标区分服装的前后，不同颜色标记区分服装的上下。

（2）定向力障碍训练

患者对时间、地点、人物、环境以及自身状态的认识能力缺乏达3～6月以上。协助患者经常看日历、钟表，耐心解释上午、下午等纠正患者的时间定向力障碍；每到一地方向患者介绍周边环境，减少陌生感，在常去的房间门口悬挂颜色鲜艳、简单的标志物；帮助患者认识环境；为患者佩戴身份识别腕带。

（3）解决问题能力

涉及推理、分析、综合、比较、抽象、概况等多种认知过程的能力。从简单的物品分类训练到复杂的概括能力等。

（4）注意力训练

可进行分类训练，目的是提高患者不同程度的注意力，包括连续性、选择性、交替性及分别注意力训练。采用删除训练、猜测游戏、时间感训练等方法。治疗过程要从简单到复杂，分级完成训练。训练要严格、精准把握时间。采用计算机辅助训练是常用的手段。开始训练时应在有组织、整齐和安静的环境中进行，如训练刷牙时将无关的物品拿走，所需的物品颜色要鲜艳。

（5）记忆力训练

记忆障碍的患者周边环境要简化，物品摆放井井有条。突出要记住的事物，避免常用的物品遗失，以保证患者处于安全的环境。

外在记忆辅助工具：利用身体外在的辅助物品或提示来帮助记忆。常用的方法有记事本记录、将活动建立日程表；采用记忆提示工具，如标签、记号等。

内在记忆辅助工具：①助记术，将学习的字词幻想成图像来帮助记忆。联想法，试图回忆一件事或一个事实时，想到有关联的信息，或将新学的信息联系到已存在和熟悉的记忆中。编故事法，将要记忆的重点转化为一个简单的故事，进行语义加工，使故事中包括所有要记忆的内容。还有现场法、倒叙法、关键词提示法、自问法等，②书面材料的学习，采用PQRST法，即预习（Previewing）、提问（Questioning），评论（Reviewing）、陈述（Stating）、测试（Testing），这是一种完整理想的学习方法。

9.心理障碍

脑卒中后偏瘫使患者失去自理能力，给患者身心带来巨大痛苦，产生不同程度的心理变化。根据患者的心理变化，将认知心理学、行为学、支持心理疗法融为一体，制订相应的心理康复治疗计划。

（1）震惊期

关注患者的情绪变化。一般采取解释、安慰为主的支持疗法，减轻患者恐惧不安的情绪。

（2）否认期

护士不要过早告知患者预后不良的后遗症，应逐步让患者对自己的病情有所认识。常采用行为疗法和认知疗法，系统应用强化手段增进适应性行为，运用鼓励的方式，使好的行为模式表现出来并保持下去。

（3）抑郁期

鼓励患者完成自身可以做的事情，并及时给予表扬，燃起患者的信心，对极度个别有自杀倾向患者采取心理治疗方法。

（4）对抗独立期

可采用行为疗法、认知行为疗法等重新概念化的内部语言使不适应行为去习惯化，为产生新的适应行为提供基础。在治疗中随时用强化、放松、行为限制等心理治疗技术。

（5）适应期

以行为疗法和认知行为疗法为主，帮助患者巩固疗效，坚持采用正确的方式进行康复训练，争取恢复到最佳状态。

五、健康教育

（一）预防脑卒中复发

1.干预高危因素

有发病危险因素或病史者，应积极干预各种高危因素，包括：控制血压、血糖、调节血脂、积极治疗原发病。戒烟酒，合理饮食，有规律生活，合理运动。

2.学会快速识别卒中，及时就医

快速识别率中，可以运用"FAST"判断法，具体如下。脸（Face）：要求患者笑一下，看看患者嘴歪不歪，脑卒中患者无法露出微笑，嘴巴或眼睛下垂；手臂（Arm）：要求患者举起双手，看患者是否有肢体麻木无力或无法顺利举手；说话（Speech）：看看患者是否无法流利对答或话语不清；时间（Time）：明确记下发病时间。出现上述前3条中的任意一条或多条，应立即拨打120，并立刻将患者送往附近有溶栓能力的医院救治。

（二）安全教育

避免发生二次损伤，如跌倒、坠床以及误用、过用综合征等造成骨折、肌肉损伤等。

（1）落实防跌倒措施。

（2）认知障碍患者的管理，失认症、失语症患者口袋内放置信息卡和佩戴腕带，并注明姓名、联系人电话，以防走失。患者常去的地方贴有明显的标识，不同的标识代表不同的房间；并反复告知患者进行强化记忆，需有留陪人。

（3）伴有感觉和精神障碍患者的管理，患者周围禁止放置刀、剪及过冷、过烫物品等，以防意外发生。保持情绪稳定，避免不良刺激。按时督促患者服药和休息。患者24小时有人陪伴。

（4）加强与患者的交流，教育患者正确对待疾病、早期康复，后遗症的康复是一个长期的过程；持续训练可有效防止功能退化；对长期卧床的患者并发症的预防。

（三）自我管理教育

（1）指导自我管理的知识和技能，让患者了解脑卒中的高危因素、诱发因素、三级预防、功能锻炼、合理饮食结构、自我检测方法。

（2）制订锻炼计划和日记，记录语言、肌力、锻炼的时间、日常生活能力等。帮助患者利用好媒体视频、图书等工具，指导功能锻炼。

（3）建立健康生活方式。

第一，戒烟。吸烟者戒烟，不吸烟者避免被动吸烟；动员全社会参与戒烟活动；公益宣传教育，提高公众对吸烟危害性的认识。

第二，控制体重。超重或肥胖者减轻体重，体重指数（BMI）目标为18.5～23.9 kg/m^2。

第三，合理饮食。提倡多吃蔬菜、水果，适量进食谷类、牛奶、豆类和肉类等，限制红肉的摄入量，减少饱和脂肪（<10%总热量）和胆固醇（<300mg/天）摄入量；限制食盐的摄入量（<6g/天）；不喝或尽量少喝含糖饮料。

第四，适量体力活动：①中老年人和高血压患者制订个性化运动方案；②年轻人每周≥3次适度体育活动，每次时间≥30分钟（如快跑、慢跑或其他有氧运动等）。

第五，限制饮酒或不饮酒；饮酒应适度，一般男性每日酒精摄入量不超过25g，女性减半，不酗酒。

（四）出院随访

康复是一个漫长的过程，需要终身坚持康复训练，防止功能障碍进一步加重和并发症发生。患者出院前2～3天，根据患者的病情和功能障碍情况，制订适合患者的康复训练、护理计划，与患者和家属共同讨论，达成共识，增加依从性。采用电话、微信、门诊复诊等方式进行随访，做到及时指导、及时发现。随访时间、随访内容根据患者病情及功能障碍情况制定。随访内容：了解一般状况如血压、血生化指标、并发症、功能障碍、ADL等，给予相应的教育指导。

第二节　颅脑损伤的康复护理

一、概述

颅脑损伤（traumatic brain injury，TBI）是因外力导致大脑功能的改变或者病理的改变引起的暂时性或永久性神经功能障碍。TBI发病率仅次于四肢创伤，主要见于交通事故、坠落、和运动损伤等，占全身系统创伤的10%～20%。当今颅脑损伤的发病率呈逐年增高的趋势，其具有高死亡率和高致残率的特点。

TBI主要有3个关键要素如下。外界暴力、大脑功能改变和大脑病理改变的证据。外界暴力主要包括：头与物体撞击；头部没有直接的外部创伤，但大脑处于加速或减速的运动中；异物穿透大脑；爆炸等产生的冲击力等。大脑功能改变指伴有以下临床症状中的一种：意识的丧失或下降；记忆的丢失；神经损伤的症状（偏瘫、失语、感觉缺失等）；损伤时精神状态的改变（如思维减慢）。

按伤后脑组织与外界相通与否，分为闭合性损伤和开放性损伤。按损伤病理机制，分为原发性损伤和继发性损伤。颅内血肿是一种较为常见的致命的继发性损伤，可引起颅内压增高导致脑疝。按照部位不同，分为硬膜外血肿、硬膜下血肿及脑内血肿等。早期识别，及时处理及早期全面康复，可在很大程度上改善患者的预后。

二、主要功能障碍

（一）意识障碍

颅脑损伤后绝大多数患者伤后会出现不同程度的意识丧失，意识障碍程度直接反映颅脑损伤的严重程度，是颅脑损伤发生发展的可靠指标。意识障碍由常见神经系统疾病根据患者清醒度分为嗜睡、昏睡、浅昏迷、中昏迷和深昏迷。

（二）运动功能障碍

颅脑损伤后造成运动功能障碍，包括脑器质性损害造成的运动功能障碍和由并发症造成的继发性运动功能障碍。前者如肢体瘫痪，肌张力的改变，平衡、协调障碍等。后者如关节活动度受限，关节强直、挛缩、变形等。

（三）言语障碍

颅脑损伤后的言语障碍有构音障碍和失语症。构音障碍，是由于言语发音肌群受损后不协调、张力异常所致的言语运动功能失常。表现为言语缓慢、费力、吐字不清、鼻音加重或分节性言语等。失语症指与语言功能有关的脑组织病变，造成患者对人类交流符号系统的理解和表达能力的减退和功能的损害，分为运动性、感觉性、命名性、完全性及混合性失语。

（四）认知功能障碍

认知是机体认识和获取知识的智能加工过程，包括学习、记忆、语言、思维等过程。颅脑损伤后常见表现有注意力分散，思想不能集中，记忆力减退，对外界感知及适应困难等。

（五）日常生活功能障碍

日常生活活动指一个人为了满足日常生活的需要每天所进行的必要活动，包括进食、穿衣、洗漱、如厕等，功能性移动包括翻身、坐起、床与轮椅转移、行走、上下楼梯等。颅脑损伤后其活动能力将有不同程度下降，甚至丧失。

三、康复护理原则与目标

（一）康复护理原则

1.早期介入原则

密切观察病情，维持营养，保持水和电解质平衡，预防各种并发症。病情稳定后，进行早期康复。

2.个性化原则

颅脑损伤引起的功能障碍是多种多样的，个体之间差异甚大，应根据具体功能障碍，制订针对性的康复护理方案。

3.全面康复原则

患者身体、心理和社会康复达到最大化的康复，减少残疾，回归家庭和社会。

（二）康复护理目标

（1）最大限度地促进患者功能障碍的恢复。

（2）预防各项并发症。

（3）提高患者ADL，全面提高生活质量，减少残疾，使患者最大限度地回归家庭和社会。

四、康复护理措施

（一）急性期康复护理

（1）保证患者安全，注意休息，尽早给予被动活动。

（2）正确评估患者意识、各项功能及营养状态等。

（3）严密观察患者生命体征，及时发现病情变化，及时处理。

（4）遵医嘱正确用药，降低颅内压，控制脑水肿。

（5）做好气道管理，按时翻身、叩背、吸痰，预防肺部感染。

（6）保持两肢位，维持关节活动度，预防足下垂及关节挛缩、僵硬等并发症。

（7）维持水、电解质平衡，给予营养支持。

（8）早期促醒应用各种信息刺激，加速患者的苏醒和意识的恢复进程。包括家人与之交谈，定期地交流和重复；根据患者的喜好选择不同类型的音乐；触摸患者肢体，定时变化体位，被动活动患者偏瘫侧，增加感觉输入等。

（二）恢复期康复护理

1.运动功能康复护理

（1）良肢位摆放

原则是上肢各关节置于伸展位，下肢置于屈曲位，让患者感到舒适，起到对抗痉挛的作用。

（2）被动活动

保持关节的活动度和防止关节挛缩。操作时，被动运动的肢体肌肉应放松，利用外力固定关节的近端和活动关节的远端，根据病情需要尽量做关节各方向的全幅度运动，但要避免动作粗暴，每日4~5次，每个关节至少活动10分钟。

（3）主动运动

患肢恢复到Brunnstrom Ⅱ级以上，鼓励患者进行各关节主动运动。恢复到Brunnstrom Ⅲ级以上可以做抗阻训练，每日2~3次，每次20~30分钟。

（4）ADL指导

指导患者用健侧肢体带动患侧肢体共同完成翻身、坐起、进食、洗漱、穿脱衣服、如厕、写字、拿取物品、体位转移等。

2.言语障碍康复护理

（1）利用手势、笔记、交流板、电子设备等交流工具与患者进行沟通，及时了解患者的需求。

（2）开始时注意语速要慢，语言要通俗易懂，最好使用简单（是、否）问题与患者交流，不能回答的，应指导患者学会用手势、点头、摇头、画画、电子设备等方式。

（3）对于构音障碍的患者，指导患者放松全身肌肉如肩部、颈部、声带，尤其是咽喉部肌肉群。

（4）通过听广播、音乐等刺激患者的听觉，强化应答能力，刺激思维，增加语言的理解力。

（5）指导患者反复跟着唱歌，唤醒对语言的理解和发音。

3.认知障碍康复护理

认知障碍主要的训练包括：注意力、定向力、记忆力、计算力、推理能力等。使用的训练方法主要有：图片法、电脑软件法等。

（1）记忆训练护理

督促患者每日记忆训练，通过交流加强患者日常生活活动记忆，如询问患者每餐进食的内容和时间、每次服药的种类等。患者回答正确时及时强化，给予鼓励，反复刺激以提高记忆能力。

（2）感知障碍护理

让患者了解自己本身存在的感觉障碍，教会患者家属每天有顺序触摸患者的感觉障碍侧肢体，让其判断触及部位，增加该侧肢体的感觉输入。

（3）单侧空间忽略护理

在环境上要将餐具、食物、闹钟、手机、台灯等放在患者的忽略侧。与患者交谈时，站在患者的忽略侧，增加其对忽略侧的关心和注意。

（三）后遗症期康复护理

1.日常生活活动能力方面

根据患者各项功能恢复情况，利用家庭及社区加强训练其独立完成自我照护的能力，并逐渐学习与外界社会的交流，如看电视、购物、参加社区活动等。

2.矫形器的使用护理

指导患者正确使用矫形支具，掌握穿戴支具的注意事项。如定期检查矫形器的功能是否良好，穿戴松紧是否适宜，关注穿戴肢体的皮肤有无压力性损伤。

3.职业技能护理

关注患者本身的职业，对其进行职业相关的技能训练。

五、健康教育

（一）休息及饮食指导

生活规律，适当活动，劳逸结合；加强营养，合理健康膳食，戒烟限酒。

（二）肢体活动指导

良肢位摆放，加强肢体主动、被动活动促进肢体功能的恢复。

（三）日常生活活动能力指导

对患者进行饮食、如厕、穿衣、轮椅使用等方面的指导。穿衣时尽量穿宽松、纯棉质地的衣服，开衫为宜，裤子用松紧带而不用皮带，鞋最好穿带尼龙扣的旅游鞋，禁止穿拖鞋以防摔倒。穿衣时先穿患侧，后穿健侧；脱衣服时先脱健侧，后脱患侧。

（四）并发症预防指导

预防废用综合征、下肢深静脉血栓、压力性损伤、肺部感染等并发症。

（五）安全指导

增强安全意识，防止跌倒、烫伤等意外事故，外出时应有人陪同。

（六）心理护理

保持积极乐观的心态，正确对待疾病和残疾，增强信心，积极康复。

第三节　脊髓损伤的康复护理

一、疾病概述

（一）脊髓损伤概念

脊髓损伤（spinal cord injury，SCI）是因各种致病因素（外伤、炎症、肿瘤等）引起的脊髓横贯性损害，造成损害平面以下的脊髓神经功能（运动、感觉、括约肌及自主神经功能）的障碍。脊髓损伤是一种严重的致残性疾病，可造成患者器官水平的神经功能障碍、患者整体水平的各种功能障碍及社会水平的参与障碍。这些不同层次的障碍给患者及家庭社会带来了沉重的负担，在发达国家，外伤性脊髓损伤的发病率为每年20～60例／每百万人口。

（二）病因分类及解剖生理

脊髓损伤的病因在不同国家地区、不同时期有较大的差异。在西方的大多数国家，交通事故伤、暴力伤、运动伤、跌伤是脊髓损伤的传统病因。在我国，随着经济水平的提高及机动车数量的增加，交通事故也开始成为脊髓损伤的主要原因。

脊柱由脊椎骨通过椎间盘、关节及韧带相连接构成。人体脊柱由33块脊椎骨连接构成，是人体的中轴，分为颈段、胸段、腰段、骶段和尾段5部分。脊柱外伤时，常合并脊髓损伤。严重脊髓损伤可引起四肢瘫或截瘫，常伴有大小便功能障碍。

1.脊髓的外部形态

脊髓位于椎管内，呈圆柱形，前后稍偏，外包被膜，它与脊柱的弯曲一致。脊髓的上端在平齐枕骨大孔处与延髓相连，下端平齐第1腰椎下缘，成人脊髓长40~45cm。脊髓的末端变细，称为脊髓圆柱。自脊髓圆柱向下延为细长的终丝，它已是无神经组织的细丛，在第2骶椎水平为硬脊膜包裹，向下止于尾骨的背面。

2.脊髓的内部结构

脊髓的横切面可见位于中央部的灰质和位于周围部的白质；灰质呈蝴蝶形或"H"状，其中心有中央管，颈部脊髓的后索分为内侧的薄束和外侧的楔束。

3.脊髓的功能

脊髓的活动受大脑的控制。来自四肢和躯干的各种感觉冲动，通过脊髓的上行纤维束，包括传导浅感觉，即传导面部以外的痛觉、温度觉和粗触觉的脊髓丘脑束，传导本体感觉和精细触觉的薄束和楔束等，以及脊髓小脑束的小脑本体感觉径路。这些传导通路将各种感觉冲动传达到脑，进行高级综合分析；脑的活动通过脊髓的下行纤维束，包括执行传导随意运动的皮质脊髓束以及调整锥体系统的活动并调整肌张力、协调肌肉活动、维持姿势和习惯性动作，使动作协调、准确、免除震动和不必要附带动作的锥体外系统，通过锥体系统和锥体外系统，调整脊髓神经元的活动。

脊髓发生损伤时，损伤平面以下呈现弛缓性瘫痪、感觉功能障碍、肌张力降低、体温调节障碍、便秘、尿潴留以及低血压等。损伤一至数周后，脊髓反射逐渐恢复，出现反射亢进。数月后，比较复杂的反射逐渐恢复，内脏反射活动，如血压上升、发汗、排便和排尿反射也能部分恢复。

4.神经功能分类

目前临床对脊髓损伤后患者神经功能的评定主要采用美国脊髓损伤协会（American Spinal Injury Association，ASIA）制定的脊髓损伤神经学分类国际标准。ASIA标准中对于损伤平面的确定，包括感觉、运动和神经平面3个概念。其中神经平面是指身体两侧有正常的感觉和运动功能的最低脊髓节段。感觉平面是指身体两侧具有正常感觉功能的最低脊髓节段，其依据对ASIA标准确定的28个感觉位点的体格检查来确定。脊髓损伤后，左、右侧感觉平面可有不同，感觉水平以下的皮肤感觉可减退或消失，也可有感觉异常。感觉评分：正常感觉功能（痛觉、触觉）评2分，异常1分，消失0分。运动平面是指身体两侧具有正常运动功能的最低脊髓节段，ASIA标准确定人体左右各有10组关键肌（key muscle）。根据MMT肌力评分法，肌力分0~5级，正常运动功能总评分为100分。

ASIA残损指数反映脊髓损伤功能障碍的程度。Frankel指数曾被广泛应用于脊髓损伤神经功能及恢复的评价，但其分级不能定量反映脊髓功能的改变。同样，ASIA残损指数基本也是一个定性指标，应同时应用运动评分及感觉评分。以下为ASIA分级。

A：完全损伤，骶段$S_4 \sim S_5$无任何运动、感觉功能保留。

B：不完全损伤，脊髓功能损伤平面以下至骶段$S_4 \sim S_5$，无运动功能而有感觉的残留。

C：不完全损伤（运动），脊髓损伤平面以下有运动功能保留，但一半以下关键肌的肌力在3级以下。

D：不完全损伤（运动），脊髓损伤平面以下有运动功能保留，且至少一半关键肌的肌力均大于或等于3级。

E：正常，运动、感觉功能正常。

（三）治疗要点

脊髓损伤临床处理原则是抢救患者生命，包括现场救护、急诊救治、早期专科治疗等。

早期救治措施的正确与否直接影响患者的生命安全和脊柱脊髓功能的恢复。分为手术治疗及非手术治疗。

1.手术治疗

一般认为在伤后6～8小时进行手术的效果最佳，手术的目的是整复骨折脱位，解除脊髓压迫，恢复和维持脊柱的生理弧度和稳定性。

2.药物及其他治疗

药物治疗方面，得到认可的药物有两种，一种是早期应用的甲泼尼龙，另一种是单唾液酸神经节苷脂，单唾液酸神经节苷脂在急性不完全性脊髓损伤中对神经康复具有较好的作用。脊髓损伤早期可进行高压氧治疗，当脊柱损伤患者复苏满意后，主要的治疗任务是防止已受损的脊髓进一步损伤，并保护正常的脊髓组织。另外中药对脊柱外伤的治疗作用越来越受到关注和重视。

3.并发症的治疗及全面康复训练

预防及减少脊髓功能丧失，预防及治疗并发症，以便应用各种方法（医学的、工程的、教育的）最大限度地利用所有的残存功能（包括自主的、反射的功能），尽可能地在较短时间内使患者重新开始自理的、创造性的生活，重返社会即全面康复。

二、康复护理原则及目标

（一）康复护理原则

早期以进行急救、制动固定、手术及药物治疗，防止脊髓二次损伤为原则；恢复期以康复治疗为中心，加强姿势控制，进行平衡、转移及移动能力的训练，防止并发症，提高日常生活活动能力为原则。

（二）康复护理目标

1.短期目标

脊髓损伤后，早期应进行急救、妥善固定、手术及药物治疗，使病情稳定，改善患者肢体活动，防止脊髓二次损伤及并发症的发生。

2.长期目标

通过康复治疗和康复护理手段，最大限度地调动脊髓损伤患者的积极性和主动性，调动残存功能，代偿致残后残留的功能，提高患者自理能力，改善生存质量。最终恢复独立自理生活能力，回归社会、回归家庭。

3.脊髓损伤康复的基本目标

患者因损伤水平、损伤程度不同，康复目标不同。对于完全性脊髓损伤，脊髓损伤水平确定后康复目标可基本确定。

三、康复护理措施

（一）急性期

1.严密观察病情

观察患者呼吸情况，注意是否有发热，观察双下肢皮肤颜色、检查温觉、触觉、肢端动脉搏动情况，注意双下肢有无肿胀；观察有无阵发性高血压、出汗、头痛、沉重感、皮肤潮红、脉搏缓慢、起鸡皮疙瘩、鼻塞、胸闷、恶心、呕吐等，排尿、排便是否顺畅。

2.围手术期康复护理

如行颈椎前路手术，应先练习推拉气管。经前路手术，在术前1周进行气管推移训练，术中体位的训练从术前3天开始，术后指导患者去枕平卧。如为颈部手术，颈部两侧放置沙袋，保持头颈平稳。协助患者定时轴向翻身，保持头、颈、躯干在一条直线上，防止内固定松动。侧卧时身体与床成45°，并在肩、背、臀、双下肢垫软枕，使患者感觉舒适。

3.防止并发症

（1）肺部并发症护理

①注意患者的呼吸情况，如有呼吸困难、口唇青紫、憋气或发热、咳嗽、痰液黏稠或脓痰，应立即处理，保持呼吸道通畅，及时有效给予吸痰，按时听诊患

者的呼吸音。听诊发现痰鸣音，可作为最佳的吸痰指征。根据患者实际情况决定吸痰次数，吸痰前后吸氧1~2分钟，吸痰时间控制在10~15秒。

②定时变换体位，协助患者翻身，鼓励患者做深呼吸和咳嗽，每次翻身时，给予扣背10~20次，消除呼吸道分泌物，减少坠积性肺炎的发生。

③遵医嘱给予药物治疗，消除肺部炎症，提高患者机体抗病能力。

④使用排痰机排痰，1次／天，每次20分钟。

⑤呼吸功能训练：鼓励患者进行上肢主、被动活动，或给予简易呼吸器训练，每次10~20分钟，以利于胸部被动活动，促使痰液排出。

⑥吹气球训练：在护理人员的指导及鼓励下，一般3次／天，每次15~20分钟。患者上腹部增加一定的重量，如放置2kg左右的沙袋，通过压力作用进行训练，2次／天，每次15分钟。

（2）泌尿系统的护理

脊髓损伤的急性期称为脊髓休克期，多表现为膀胱可以储尿，但不能排空。如果不立即采取合适的处理方法，将会发生膀胱过度膨胀伴充溢性尿失禁、尿路感染，严重者可威胁上尿路安全，导致肾功能障碍。其处理的目的是：在保证患者生命体征稳定的前提下，及时有效地排空膀胱，预防膀胱过度膨胀、尿路感染、结石形成以及尿道损伤。早期并发症的预防是下尿路功能成功康复的前提。

（3）皮肤护理

①根据Braden评分量表，了解导致皮肤压力性损伤（压疮）的危险因素，根据个体差异制订护理计划。每15~30分钟减压30秒，做好护理交班。

②定时轴向翻身，至少每2小时变换体位1次。

③保持床单位清洁平整无皱褶，保持会阴部位清洁，根据患者情况选择合适的翻身靠垫或使用气垫床，以免局部组织长期受压形成压力性损伤。

④给予高蛋白、高纤维素的饮食，维持足够的营养。

⑤指导患者及家属，使其掌握皮肤护理方法，明确易发生压力性损伤的部位，养成自我检查皮肤的习惯，经常查看皮肤有无压痕，使用小镜子的反光检查无法直接看到的皮肤的情况。

（4）直立性低血压的预防及护理

①患者入院后进行全面评估，监测生命体征变化，注意血压和心率的情况，遵医嘱给予合理补液，根据血压情况调节输液速度和液体浓度。

②体位摆放：对于高位脊髓损伤患者，术后应给予平卧位，保持颈部颈托固定，使头、颈、躯干保持在一条直线上，颈部两侧可放置沙袋保护，避免颈部的过伸活动，翻身时注意保护患者，至少应两人翻身，一人保护头颈部，其他人站在患者的同一侧保护躯干，并在肩背部及四肢放置适合垫枕，使患者保持舒适状态。

③待患者病情稳定后，可进行斜床站立训练，最初抬高床头30°，观察患者面部表现，倾听患者主诉，如患者有无头晕、视物模糊、乏力、恶心、心悸等情况，并监测血压，血压稳定在90/60mmHg以上，患者能耐受1小时，床头可继续抬高至45°。以此循环往复，最后过渡到90°。训练时可根据患者的个体差异进行，对于身体虚弱的患者，应进行全面的营养支持，增强机体抵抗力，经过多次的训练才能过渡到站立阶段。

（5）预防深静脉血栓的护理

深静脉血栓形成（deep venous thrombosis，DVT）是脊髓损伤伴截瘫患者的严重并发症之一。常发生于脊髓损伤早期或手术后卧床期间，导致血栓发生的主要原因是静脉内血液淤滞、血液高凝状态、静脉壁损伤等，严重时引起肺栓塞。主要护理措施如下：

①护理人员应仔细观察患者双下肢是否有肿胀、疼痛，皮肤颜色是否正常。一般给患者取平卧位，抬高双下肢15°~30°，避免仅在膝下垫枕导致腘窝血管受压进而影响静脉回流。

②注意下肢保暖，防止冷刺激引起静脉痉挛，血液淤积；避免在下肢进行静脉穿刺，护士及家属应经常按摩患者下肢肌肉，协助被动活动。

③根据患者的体型协助患者穿分级弹力袜，可通过外部压力的作用增加血流速度和促进血液回流。护理人员向患者讲述使用弹力袜的意义，并教会患者及家属使用方法。

④气压泵治疗仪起到物理按摩，预防DVT的作用。一天2次，每次20分钟，其能加速下肢静脉血流速度，改善静脉瘀血状态，并通过周围性加压、减压的机械作用产生搏动性的血液回流，改善血液循环，防止血栓形成。

（6）预防自主神经过反射异常

常发生于颈脊髓损伤患者，主要表现为高血压、头痛、眼花、心动过缓、出汗、面色潮红等症状，发生时必须紧急处理，最常见的原因是尿潴留和便秘。主要处理措施如下。

①避免长期留置尿管，以免形成膀胱挛缩，尽早开始正规的排尿、排便训练；处理好嵌甲、压疮、痉挛；穿着宽松的内裤、鞋袜，及时调整矫形器；日常诊疗、护理操作要求动作轻柔，减少刺激。

②密切观察病情与处理：发现患者发生预防自主神经过反射异常时，应立即采取直立位，遵医嘱降低血压。首先检查膀胱问题，如是否有导尿管阻塞或扭曲，如果患者没有留置导尿管，可遵医嘱留置导尿管，使尿液慢慢引出，排出过快可导致痉挛，从而导致血压再次升高。其次检查直肠问题，如果直肠内有大便，需手工立即清除。除上述检查外，还应检查皮肤问题，如是否有伤口、瘀血或溃疡等问题。在整个处理过程中应密切监测血压的变化。

③向患者及家属讲解AD的注意事项：保持导尿管通畅，或规律排空膀胱，平时养成规律排便的习惯，防止各种外伤，避免过度刺激。

（7）脊髓损伤后损伤部位疼痛护理

60%～80%的脊髓损伤患者因疼痛而影响ADL和康复训练。脊髓损伤后疼痛有两种情况：一种是机械性疼痛，与骨折局部异常有关；另一种是脊髓本身疼痛，即中枢性疼痛，在脊髓损伤患者中占11%～94%。疼痛可分持续麻木痛和自发间断痛，持续反复发作，根据患者疼痛的表现采取适当的护理措施：

①密切观察患者疼痛部位及性质，保持脊柱稳定，搬运患者时保持脊柱的生理弯曲，避免刺激患者，保证良好的休息环境，使患者情绪稳定。

②安慰、体贴患者，与患者交谈或听音乐，分散患者的注意力，使患者放松，帮助患者缓解疼痛。

③遵医嘱给予缓解疼痛的治疗药物或中医针灸疗法。

（8）胃肠道功能紊乱护理

①护理人员定时观察患者有无腹胀、肠鸣音是否正常，应早期介入饮食管理，给予高钙、高粗纤维、高营养食物，增加水分和蔬菜、水果的摄入，以促进肠蠕动。

②保持正常排便，使患者养成定时排便习惯，促进排便反射的建立，一般每隔2～3天1次。

③给予适度腹部按摩，一般以餐后30～45分钟为宜，以诱发排便。

④采用人工排便，护理人员戴上手套将粪便从直肠掏出。

⑤对顽固性便秘者，必要时给予灌肠，使粪便排出，以减轻患者痛苦。

（9）痉挛的护理

对脊髓损伤患者摆放正确的姿势，是预防痉挛的基础，要尽量将肢体置于舒适、不受压、方便活动的功能位置。鼓励患者主动活动，避免患肢长期处于一个固定姿势。

（10）骨质疏松的防治

适当进行体育锻炼和补充钙剂。膳食中乳类含钙丰富，易于吸收，可增加钙的摄入。另外，要经常晒太阳，适量补充含维生素D丰富的食物。

4.体位护理

（1）仰卧位

头部枕于枕头上，枕头的高度可与一侧肩的宽度相等（或稍高一点），将头两侧固定，肩胛、上肢、膝部、踝下垫枕，用毛巾卷将腕关节保持在40°背伸位。

（2）侧卧位

上肢保持伸展位，下肢屈曲位，肢体下垫枕，背部用长枕靠住，以支撑背部，保持侧卧位。行颅骨牵引时，保持40°～60°侧卧。

（3）俯卧位

背部、骶尾部、大转子、坐骨结节皮肤有压力性损伤时可采用。将患者的头放在有孔的床上，保证患者正常呼吸，胸部垫上枕头，双侧上肢在身体两侧自然摆放，大腿和脚踝垫上枕头。

5.心理护理

患者心理适应过程大致可分为震惊、否认期、抑郁、反对独立期及适应期几个阶段。

（1）震惊、否认期

患者肢体功能突然丧失并伴有大小便障碍，因而悲观失望，此期护理人员应及时发现患者的情绪变化，主动与其交谈，及时了解患者的心理变化，在护理过程中关心及注意患者的每一个动作，及时观察，给予具有针对性的心理疏导，评估患者的心理状态和需求，找出他们最迫切希望解决的问题，改变其消极的应对方式，使患者减轻痛苦，使他们重新认知、重建理性观念，改善情绪障碍。

（2）抑郁、反对独立期

经过手术与治疗，瘫痪已成现实，此期医护人员应根据患者的个体情况进行日常生活自理及职业康复训练。通过与患者沟通交流，观察患者的心理反应，给予热情的服务、高度的同情心，详细了解并分析患者抑郁发生的生理、心理和社会因素，用自己的语言、表情、行为、娴熟的护理操作技术去感化患者的不良情绪，及时调整患者的心态，消除诱因，鼓励患者勇敢面对现实，树立起战胜疾病的信心，鼓励他们积极参加各种功能训练和职业训练。

（3）适应期

此期患者会重新树立信心，面对疾病、社会挑战，护理人员在向患者做好心理疏导的同时，向家属及患者讲解病情，介绍疾病的有关知识、预后及转归，鼓励家属帮助患者积极应对困难，帮助家属分析认识疾病康复的现实性，给予患者心理、身体方面的关怀，让患者对未来充满希望，纠正消极情绪，改善自身异常行为，使其向更为合适、理性的方向发展。给予自我指导训练、应对技巧训练，发挥患者的残存功能和有利条件，重新实现自我价值。

（二）恢复期

1.预防各系统并发症

呼吸系统、泌尿系统、皮肤等并发症的护理，护理要点与急性期的护理要点相同。

2.协助患者进行各种康复训练

包括肌力训练、关节活动度训练、坐位训练、平衡训练、转移训练、轮椅使用训练、矫形器的使用、平衡杠训练、步行训练以及日常生活活动能力训练等。

3.健康教育

恢复期对脊髓损伤患者及家属进行健康教育是非常重要的。

（1）健康教育

内容包括脊髓损伤的基本知识，如基本概念、转归及预后，康复的目的及意义；预防各种并发症的方法，告知患者脊髓损伤康复护理越早越好，做好饮食相关指导。

（2）康复训练时的健康教育

向患者讲解康复训练的重要性，让患者参与到康复训练过程中，安排患者训练作息，按康复目标制订训练计划，帮助患者进行日常生活活动能力训练，包括辅具的使用、更衣、刷牙、梳头、洗漱的训练等。

（3）安全教育

使用轮椅前，对患者及家属进行健康宣教，告知坐轮椅过程中可能发生压力性损伤、晕厥、跌倒及自主反射功能障碍，强调发生原因及预防措施，保证安全使用轮椅。

（4）心理健康教育

脊髓损伤后由于躯体功能障碍、生活无法自理，以及病痛长期折磨，因此患者会产生诸多心理问题，护理人员应与患者进行有效沟通，对患者训练中的进步给予鼓励，让患者感受到安慰以增强康复信心。

（5）出院时的健康教育

帮助患者制订出院后的康复训练计划，告知患者出院后应继续坚持康复训练，再次强调预防并发症的重要性，向患者讲解出院带药的使用方法，如出现问题，应及时与院方联系，并告知联系方式以及定期来院复诊。

（6）患者家属的教育

教会家属基本的康复训练方法，如ADL指导、关节活动度的训练指导等，让家属参与到患者整个康复训练过程中，提高患者训练的积极性，向家属讲解预防并发症的基本知识、安全及意外指导等。

四、出院康复指导

（1）告知患者出院后要做好皮肤护理，定时进行皮肤清洁。卧位时，定时轴向翻身，乘坐轮椅时，每次时间不能过长，并定时减轻压力，防止皮肤压力性损伤。

（2）泌尿系管理按神经源性膀胱指导原则处理，必须强调的是：安全的膀胱排空方式才能保护患者的上尿路，定期随访是膀胱排空方式调整的前提与保障。

（3）定时观察双下肢皮肤色泽及肿胀情况，防止深静脉血栓形成。

（4）确保定时排便，必要时通便；多食含粗纤维食物，包括粗粮、蔬菜、水果等，防止便秘。

（5）发挥个人主观能动性，参与和坚持康复训练。训练时应从易到难，循序渐进、持之以恒，逐渐从被动运动过渡到主动运动，从替代护理过渡到自我护理。

五、出院后随访

患者出院后应定期进行随访，随访内容包括饮食护理、心理护理、留置导尿管的护理、间歇导尿的注意事项、排便的护理、并发症的观察、康复训练指导等。

第四节　脑性瘫痪患儿的康复护理

一、概述

脑瘫（cerebral palsy），全称脑性瘫痪。是指婴儿出生前到出生后一个月内脑发育早期，由于多种原因导致的非进行性脑损伤综合征。

主要表现为中枢性运动障碍以及姿势异常，还可伴有智力低下、癫痫、感知觉障碍、语言障碍及精神行为异常等，是引起小儿机体运动残疾的主要疾病之一。

脑瘫是儿科、新生儿科及神经内科常见的综合征。

二、主要功能障碍

脑瘫症状在不同年龄段有不同的表现。新生儿期有无原因的哭叫、睡眠过多或过少、吸吮无力等。婴幼儿表现为不能按照正常生长发育规律而出现应有的运动能力和认知能力等。主要表现为中枢性运动障碍及姿势异常。

（一）中枢性运动障碍

表现有运动发育落后，如小儿抬头、翻身、坐、爬、跪、站、走等躯干和四肢运动发育落后或停滞。主动运动困难、分离运动不充分、动作僵硬、不协调、不对称，出现各种异常的运动模式，姿势异常，出现了联合反应和不随意动作、共济失调、运动缓慢等。

（二）姿势异常

由于脑性瘫痪有异常肌张力，肌肉或紧张或松弛，以及缺乏大脑高级中枢上位神经元对下位神经元的控制，粗大的原始反射就会释放出来，持续存在。还有病理反射的出现，使得脑瘫患儿不能完成正常的活动。例如患儿头和四肢不能保持在中位上，四肢或全身痉挛，角弓反张、头颈扭曲，躯干过伸，不能保持姿势平衡等。

（三）感觉障碍

视力缺损，如斜视、视野缺损等；听觉障碍，据统计约有20%脑性瘫痪患者伴有听力受损；触觉障碍，可见于某些偏瘫型脑性瘫痪。

（四）癫痫发作

40%左右脑性瘫痪可发生癫痫，任何年龄段均会发作。

（五）日常生活障碍

常见饮食困难，患儿由于吸吮反射受损，坐位平衡能力低下，上肢运动功能障碍及口腔运动与吞咽不协调等，出现进食与饮水问题，穿衣困难，不能完成穿、脱衣及日常生活动作；跌伤，由于脑瘫患儿平衡反应能力差，较正常儿童易于摔倒致伤。

（六）言语与语言障碍

有口吃、发音不清、失语及构音障碍。

（七）智力障碍

脑瘫患儿中大约25%有智力正常，约有75%发生不同程度的智力低下。

（八）情绪及行为障碍

脑瘫患儿多数比较内向、畏缩、紧张，容易有发怒、破坏、攻击、自残等情绪和行为。也有患儿好动、无片刻安宁，而手足行动型的则比较外向。

三、康复护理评定

（一）健康状况评估

1.一般情况

出生日期，身高，体重，有无药物过敏史、抽搐史、跌倒坠床史、手术史等。

2.母亲孕期情况

有无先兆流产，孕早期有无感染、接触射线、服药史；孕中晚期有无妊娠期并发症。

3.母亲分娩时情况

是否是足月儿，有无早产或过期产；是顺产还是剖宫产；出生后 Apgar 评分情况。

4.出生后情况

是否有窒息、是否住院治疗；出生后黄疸出现及消退时间、喂养、睡眠、生长发育等情况。

5.家长的情况

对疾病的了解程度、对脑性瘫痪康复的预期目标，家长的心理状况、家庭及社会支持系统的情况。

（二）残疾儿童综合能力评估表

该量表共包括认知功能、语言功能、粗大运动功能、自理动作和社会适应5个方面，共50项内容。采用百分制评分标准。2～7岁正常儿童的正常值为：2～4岁儿童综合功能评定达60分以上；5岁以上儿童运动功能，生活自理能力均应达到满分。

四、康复护理原则与目标

（一）康复护理原则

（1）早期发现、早期干预、预防并发症。

（2）家长参与。

（二）康复护理目标

（1）家长掌握脑性瘫痪患儿的正确抱姿、正确体位，预防关节挛缩等继发障碍及预防跌伤的方法，最大限度地减少障碍，促进脑瘫患儿全身心的发育，提高生活自理能力。

（2）脑瘫患儿通过综合康复，最终达到重返家庭、重返社会的目标。

五、康复护理措施

采用适当的康复护理措施帮助脑性瘫痪患儿获得最大程度的功能改善，发挥其代偿潜能，从而改善其生活自理能力。

（一）安全护理

1.安全环境

脑性瘫痪运动功能及平衡反应能力差，较正常儿童易于摔倒致伤，加之智力低下，为其创造一个安全的环境尤为重要。

2.病床要求

小床应高护栏，间隙应小于5cm，约80cm高；大床需加床挡，以防患儿坠床摔伤。

3.轮椅要求

经常检查轮椅，保持性能处于良好使用状态，患儿坐在轮椅上必须加保护性安全约束带。

4.训练场所要求

要有扶手及软地毯。

（二）保持正确姿势

1.床、枕头与被子的选择

脑瘫患儿常常不能保持头的中间位置而将头转向一侧，常常以头推、顶枕头。床在房间的位置摆放，一定要考虑到患儿的卧位，如果是经常转向右侧，则摆放床的位置要考虑到对患儿的所有刺激物，包括窗户、门、光源、电视、玩具等应该都放置在患儿的左侧，有利于患儿将头部转向左侧，抑制经常右转的倾向。避免将刺激物都放在右侧，这样会加重头向右转的姿势，久而久之导致身体不对称和头部呈固定向右扭转的姿势。被子不宜太厚，以免限制患儿的活动。对于不随意运动型患儿，被子常常滑落，因此可在被子的四角缝上带子，绑在床沿上。一般不建议用枕头，必须用时枕头须牢固，避免患儿活动时顶掉。如全身屈曲状态或头部小，能正中位保持的患儿可以适当用枕头，使颈部伸展，促使全身伸展，同时，对于头部只向一侧扭转的患儿也可以起到矫正作用。应根据患儿颈部轮廓量身设计制作颈部垫。

2.卧位选择

（1）仰卧位

一般情况下，选择能使患儿自己翻身且舒服的体位，最佳睡眠姿势为侧卧位。侧卧位适合于各种脑性瘫痪。痉挛型患儿侧卧时，可改善痉挛状态；非对称性颈紧张反射的患儿侧卧时可抑制原始反射，患儿双手易伸向中位线，有利于伸展肘关节和促进上肢运动；紧张性迷路反射的患儿，除采取侧卧，还可间歇地仰卧于悬吊床内，利用宽松床面的中间凹陷，限制患儿过度伸展的躯干，使之变成屈曲，同时，还可控制患儿头部背屈和向侧面偏转的倾向，使头部保持在中线位置。

（2）俯卧位

俯卧位是脑性瘫痪经常采用的体位，此姿势有利于抬头及保持身体各部分对称，但对肌张力极低的弛缓性瘫痪儿，俯卧位时易发生呼吸道堵塞，窒息的危险，应注意避免。

3.正确抱姿

（1）痉挛型抱姿

①以伸展为主的痉挛型抱姿：患儿身体多处在僵直状态，抱起前，先使其对称地坐起来，髋部向前适当屈曲，协助者双手握住患儿两腋下以控制患儿双肩，使之内收，肩胛带拉伸，双臂稍上举。协助者双手插入两腿之间，使其保持两腿分开，以便抱起，再根据其情况给予不同的帮助。

②以屈曲为主的痉挛型抱姿：对以屈曲为主的痉挛型脑性瘫痪患儿，抱姿应使其头部、上肢、躯干、髋部和膝部均保持伸展状态。

（2）不随意运动型抱姿

对于不随意运动型脑性瘫痪患儿，除上述原则外，应着重控制患儿的不自主运动，以保持姿势和体位的稳定性，使其膝、髋关节充分屈曲，头部和躯干伸展，为患儿提供较好的稳定性，同时也控制了患儿的不自主运动。

（3）肌张力低下型抱姿

见于肌张力低下型脑瘫患儿，也可见于不随意运动型脑瘫患儿的婴儿期。抱法与不随意运动型抱姿基本一致，要让患儿双下肢屈曲、并拢，头与躯干伸展，双上肢保持中线位。

4.纠正不正确坐姿

错误的坐姿可导致痉挛加重、脊柱弯曲、尖足等，如发现应及时纠正，并指导家长认识正确坐姿的重要性。

（1）W型坐姿

指患儿两腿过度屈曲似跪地姿势，臀部坐落在屈曲、内旋的两大腿之间。这种姿势的支持面积大，容易获得身体的稳定性。但长期采用这种姿势，会加重或导致两腿屈曲性痉挛、尖足，甚至诱发髋关节脱位。

（2）圆背坐姿

患儿腰背肌或下肢伸肌张力异常，头颈控制差、能持久坐稳，长期采用此姿势可造成脊柱弯曲畸形。

（3）盘腿坐姿

此姿势使双下肢膝关节痉挛，长期采用只能加重痉挛。

（三）日常生活活动训练

1.进食动作训练

脑瘫患儿均具有不同程度的进食困难，尤其是重症脑瘫患儿在咬与咀嚼食物、吞咽等方面存在异常的模式。在对进食困难患儿进行进食动作训练时要考虑进食时的姿势与体位。进食体位如下。

（1）采取座位进食，选择后有靠背、前面附有桌板的餐椅。椅子要根据患儿的坐高、身高定做。进餐的椅子，要求靠背的高矮、角度等可以抑制患儿头后仰及保持身体的姿势对称，使髋关节屈曲成直角，膝关节屈曲90°，略高于髋关节，全足着地。

（2）不能采取座位进食者，需由他人辅助完成。辅助者取坐位，患儿侧坐于辅助者双下肢之间，身体侧向辅助者。辅助者用一侧下肢固定患儿的双下肢，使髋关节屈曲；另一侧下肢稍屈曲，以支撑患儿的背部，同时一侧上肢固定患儿的头部并抬起，使之呈前屈姿势，避免头部的过度伸展。辅助者还可以将患儿肘部靠到桌子上，使其更加轻松。辅助者还可以将患儿仰卧于三脚垫上，将垫子高的一方放于一张桌子上，适当增加患儿头部的高度，使其头部及髋关节均呈屈曲状态。这样辅助者的双手可以解放出来，喂食时就更轻松一些。但是该体位对患儿的固定性会差一些，辅助者应根据患儿的具体情况，考虑采取一种适合患儿的进食体位。

吞咽咀嚼功能训练：在使用勺子之前，患儿要有上、下颌控制能力，勺子的选用，不可过大，也不可过深。食物应盛少一些。将食物从患儿口部正中送入舌的后1/3处，然后用勺子轻轻向下压一下，诱导患儿双唇合拢，出现吞咽反射。训练中患儿出现咬合反射时，绝对不能将勺子硬向外拉，以免加剧咬合反射，越咬越紧，耐心等待几秒患儿会自动松开，或轻轻将患儿的舌向下压则会松口。

2.饮水训练

喂水时，体位与进食训练相同。确保患儿处于正确体位，头部不可有过度伸展的现象出现。头后仰，不但饮水咽下困难，还会引起全身性的肌紧张。饮水不能很好地控制流量时，家长可把水杯（塑料制的）剪一半圆形或V形缺口，家长可从另一侧来观察水面高低、水量多少。为了避免咬合反射出现，水杯边沿最好不要碰到患儿牙床。

3.穿、脱衣训练

衣服要求颜色单一、宽松、穿脱方便，手感舒适、柔软、无刺激的布料。

穿、脱衣时要注意患儿的姿势，肢体肌紧张不对称患儿采取仰卧位穿衣姿势是不正确的，应使患儿趴在母亲膝上，保持肢体左右对称和充分伸展姿势。一旦头的控制能力和坐位平衡能力出现，即可在坐位姿势下穿、脱衣服。

更衣时应注意患儿的体位，通常坐着脱衣较为方便。穿衣一般病重侧肢体先穿、后脱，要注意培养患儿的独立更衣能力。

4.清洁训练

根据患儿的障碍程度、性别、年龄等不同制订出切实可行的计划。进行家居环境改造，例如，洗手台高度要根据患儿的身高进行改造，洗手间要有防滑垫、扶杆，毛巾、牙刷等要容易拿到，拧毛巾可把毛巾夹在患侧或缠在水龙头上完成，洗澡选择坐在椅子上或浴盆中比较安全，墙上安装柔软的毛刷方便自己清洗背部等。

5.大、小便训练

二便训练是综合动作训练之一，包括穿、脱裤子，站立、坐位平衡训练，甚至蹲起、便后处理等。一般可从2岁开始，便盆前面或两旁有扶手，以保持稳定的姿势。另外养成定时大、小便的习惯，学会控制大、小便，每次大、小便都是一次训练机会。

（四）粗大运动康复训练

粗大运动康复训练应按照运动的发育正常顺序循序操作。发育的正常顺序为：抬头、手支撑、翻身、腹爬、坐、四位爬、扶站、扶走、独站、跪立、独走。

1.抬头训练

①仰卧位抬头：双手握住患儿双肩，缓慢拉起至45°，停留片刻，前后左右调节，再放平。②俯卧位抬头（肘支撑）：响铃逗引、言语逗引，使患儿肘支撑，家长可扶住患儿头两侧，锻炼患儿抬头及手支撑能力；也可用Bobath球训练

（两肘与肩同宽，肩关节、肘关节屈曲90°）。③抱球姿势训练：家长将患儿双下肢屈曲、双手交叉呈抱球姿势，适用于头背屈，四肢肌张力增高的患儿。

2.手支撑训练

家长跪在患儿后侧，双手握住患儿肘关节，尽可能使其上肢与地面垂直，保持3～5分钟，也可使患儿俯卧在家长胸前，或利用斜面板，并可左右摇动，训练其平衡能力。

3.翻身的训练

（1）抑制非对称姿势

躯干回旋运动：俯卧位时，以患儿下肢促进躯干回旋；仰卧位时，以一侧上肢促进躯干回旋。

（2）手口眼协调训练

4～5个月时，使患儿两手抓足入口，可促进四肢对称屈曲及仰卧位平衡反应，增强翻身能力。单臂支撑训练：翻身的最后完成动作，必须经过单臂支撑体重再到双臂支撑。方法：将一侧上肢固定于与躯干呈45°的位置，握住另一侧上肢沿45°的方向，将患儿拉起，先以肘支撑体重，再拉至以手支撑体重的姿势，然后推回至肘支撑及仰卧位。

（3）抑制头低臀高位姿势训练

以全身伸展模式训练。

①搭桥训练：患儿仰卧位，两腿屈曲，双足平放在床上，家长托起患儿髋部，使其臀部抬高离开床面，髋部充分伸展。

②划船训练：患儿俯卧位，能四点支撑位，家长握住患儿髋部使其前后移动，增强其手支撑及平衡能力。

4.坐的训练

（1）坐的发育顺序

扶坐，前倾位坐（拱背坐），直背坐，直腰、盘腿坐，分腿坐（缓解下肢肌痉挛）。

（2）侧坐位训练

分别从仰卧位、俯卧位到侧坐位进行转换训练。扶坐训练：患儿双腿分开，家长扶住患儿肩背部，一手按住其下肢，使患儿成直坐位，双髋关节屈曲、外展、外旋、足不交叉、腿背伸直，一般膝关节伸直呈伸腿坐位。

（3）座位叩击训练

患儿前倾坐，双臂支撑，家长一手扶其肩，另一手5指轻轻叩击其腰背部，让患儿渐呈直背坐位，慢慢松开扶肩的双手，继续叩击，训练直背坐位姿势。独坐训练：让患儿坐在角椅上，或靠坐在椅背上，减少扶坐，慢慢成独坐。

（4）座位平衡训练

患儿取伸腿座位，家长位于患儿前侧，双手握住患儿的踝关节，上抬、下放下肢，使患儿重心前后、左右移动，诱发出患儿上肢方向的伸出动作。也可使患儿坐在滚筒上，左右轻微滚动，使其体验重心移动的感觉并保持身体平衡。

5.爬的训练

（1）手支撑训练

同抬头训练节。四爬位脊柱、骨盆分离训练：划船运动。

（2）侧卧位单手支撑训练

使孩子侧卧以下肢臀部下侧，上肢肘关节两点支撑体重，上侧下肢屈曲，上侧下肢伸展。

（3）下肢交互运动训练

三点、两点支撑：使患儿摆好四爬位，使其一侧上肢抬起变成三点支撑、持重，交叉两点持重。

（4）侧坐位–四爬位–侧坐位训练

姿势变换调节训练。

（5）侧向体重移动训练

患儿俯卧位，两臂前伸，家长在孩子侧面，一手扶其肩，一手扶住其腿部，将孩子分别左右推动，使其重心左右移动，负重侧上肢外旋内收，下肢内收内旋，头部轻度背曲，左右交替进行。

（6）扶助爬行训练

让患儿爬着，家长将患儿的一侧膝关节弯曲，并抵到其腹部，使患儿另一下肢伸直，轻轻按压其膝关节弯曲侧的臀部，让其臀部碰到足跟，先一侧，再练另一侧下肢，然后同时进行，最后四肢交互运动模式完成。标准的爬行运动必须是一侧上肢和对侧下肢同时伸、屈，两侧交替进行。

6.立位及步行训练

（1）坐位到站立训练

一般情况下，患儿进行向立位姿势转换的运动过程有两个：一个是从椅坐位到立位的转换；另一个是从跪立位到立位的转换。

①从椅坐位到立位的姿势转换训练。

对患儿来讲，无论是从有靠背的椅子还是从凳子上立起呈站立位都可以，但训练时选用的椅子或者凳子不要过高，患儿坐上去双脚底面要全部着地。训练时让患儿坐在凳子上，让患儿体干尽可能前屈，使身体的重心向前方移动，患儿的双脚稍向后方移动，使膝关节小于90度角，然后诱导患儿慢慢向前向上抬高腰部和体干，双下肢从屈曲到伸直，整个身体呈立位。如果患儿下肢的髋关节有轻度内收、内旋屈曲倾向，膝关节和踝关节的控制能力也不太正常时，训练者可以在患儿的前方握住患儿的膝关节，内外展外旋的方向引导患儿将髋关节处于中立位。当患儿站起处于立位时，应当让其双足尽可能减少内翻、外翻和尖足的严重程度。

从坐位到立位的姿势转换过程的训练，会使患儿很自然地学习到掌握立位平衡的能力，为下一个训练打好基础。训练时应注意的是，有的患儿立位站起后，身体前倾，身体重心在前脚掌，这时训练者应当握住患儿的膝关节向后方诱导，使重心后移。

②从跪立位向立位的姿势转换训练

从跪立位向立位的姿势转换动作，正常发育的小儿要2周岁以后才能独立完成，这说明完成这个姿势转换需要比较高级的平衡能力与动作的分离能力。脑瘫患儿在进行从跪立位向立位转换的动作训练之前，先要进行从椅子上站起并保持平衡的训练，同时患儿的生长年龄与运动年龄不应小于2周岁。这个动作的训练适用于病情较轻的患儿。

进行这一动作的训练时，首先是患儿要保持稳定的跪立位和单跪立位，然后从单跪立位站起成立位。首先是从跪立位向单跪立位转换。从单跪立位向立位的的姿势转换训练，是先让患儿将身体重心向前面的下肢移动，然后诱导患儿身体前倾，最终将身体的重心移到脚掌前侧，同时身体体干、腰、骨盆向前方上抬，后面跪立的下肢慢慢伸直向前迈出，使身体呈立位。如果患儿自己完成这个动作有困难，训练者可以用双手分别放在患儿前面下肢的膝关节处和后侧下肢的骨盆处加以保护和支持，以防患儿向前方或侧方跌倒。

（2）立位的姿势控制训练

在立位时进行的各种姿势的训练，主要考虑立位时保持平衡能力的训练和重心的移动训练。立位时平衡能力的训练方法与坐位、跪立位时进行平衡训练的方法相似。而重心移动的训练，方法较多，如让患儿站在两个高低不同的桌子之间，将一个桌子上的玩具拿到另一个桌子上，在整个活动中，尽可能使患儿的两脚原地不动。这个训练主要是让患儿学习重心的左右移动，也可以让患儿站在桌子前方，双手扶住桌子，双下肢一脚前一脚后交替地进行站立训练，来学习重心的前后移动。另外，训练者还可以在患儿前方，让患儿以一脚前一脚后的姿势站立。训练者用双手扶住患儿骨盆，诱导患儿将自己的身体重心向前、后移动而双脚不动。这个训练也是为患儿今后的步行训练作准备。

（3）从立位到步行的姿势转换训练及步行训练

步行，是前面所有训练内容的统一，从仰卧位到俯卧位一直到立位，所有的训练动作都是为步行打基础的。

进行步行训练时，首先要考虑患儿是否具备步行能力，如维持立位姿势的能力、维持立体平衡的能力、重心移动的能力、整个身体的抗重力屈伸活动的能力及体轴性的旋转动作等。如果这些条件不充分或者缺乏，就会出现异常的步行姿势，更严重的患儿就不会具备步行能力。对脑瘫患儿进行步行训练，首先是让患儿获得步行的能力，其次才是姿势的矫正训练。

在立位时完成了重心移动和平衡训练以后，就可以诱导患儿进行步行训练，尽可能让其获得步行能力。训练时，让患儿站立，训练者站在患儿的前方，用双手扶握住患儿的骨盆或两肩进行迈步和身体旋转的诱导。如：训练者将自己的双手放在患儿的骨盆后侧，协助患儿的骨盆两侧分别依次向前旋转，以此带动两侧下肢随着骨盆的旋转向前迈出。训练时应注意让患儿在向前方迈脚之前，先将身体重心移到另一侧的下肢，然后再向前方迈步，并且要提醒患儿迈步要慢些，并使两侧下肢完成动作的时间大致相等，让患儿感受到两侧交替步行的感觉和交替负重的感觉。训练者扶住患儿的肩部进行步行训练的目的是增加患儿体干的旋转性。训练方法是：训练者将双手扶住患儿的两肩，随着患儿一侧下肢向前方迈出，训练者让患儿相反一侧的肩及上肢同时向前运动，随之这一侧体干也向前方旋转。整个动作顺序是左侧肩和右侧下肢同时向前←—→右侧肩和左侧下肢同时向前，这两组动作交替进行，完成步行动作。在开始训练时。患儿这两组动作可能动作运用得不协调，所以训练动作要慢，要让患儿反复地练习，增加动作的记忆。早期治疗的训练方法，主要是针对年龄较小，还没有形成一定的异常性姿势的脑瘫患儿。这一节所介绍的训练动作是遵循正常的运动发育顺序的，具有很强的连续性，因此，对早期治疗的脑瘫患儿进行具有连续性的动作训练非常重要。每一个阶段的姿势的取得代表了患儿某一阶段的运动发育水平，作为父母要准确观察患儿的运动，给孩子进行细致的连续性的动作强化训练，将会收到很好的效果。

（五）精细动作训练

1.伸手训练

视物伸手训练，用鲜艳的玩具逗引，在患儿眼前15~20cm处摇动，可引起患儿的注视，然后用玩具轻触患儿手背，诱其伸手；如无伸手动作，家长可用手扶着其肘部帮助其将手向玩具伸出，反复多次进行（3~4个月时进行）。

2.手指抓物训练

①拉头巾训练：患儿清醒时，用头巾轻轻盖在其脸上，让患儿用手将头巾拉下，引起患儿大笑，反复多次进行。②细柄玩具让患儿抓握训练：用细柄玩具接触其手部或腕部，让患儿抓握。

六、健康教育

（一）家庭参与

对于患儿来说，父母及家庭成员形成了患儿所处的环境，初期的生长依赖于家长而存在，由家长喂哺、照料、同患儿嬉戏、教患儿说话，患儿的运动、语言、智力，行为等方面的能力是否能够充分地发挥，与家庭成员所营造的环境与各种刺激有密切的联系。对于脑瘫患儿，如果照料者不掌握正确的抚育方式，不正确的抱姿、错误的喂饭、穿衣方法等，反复地进行会加重异常姿势与异常运动，最终导致这些异常成为持久的、定型的姿势，会成为学习新的、复杂动作的障碍。另外，由于脑瘫患儿存在异常的运动与异常姿势，不能很好地完成日常生活动作，家长可能会包办代替。当患儿对刺激给予过敏或缺乏反应时，家庭成员就会在与患儿玩耍时感到吃力，而逐渐失去与之游戏的欲望。这些都会使脑瘫患儿丧失了许多在日常生活中学习的机会，从而影响了脑瘫患儿的身心发展。患儿与照料者的情绪和行为会出现恶性循环，影响康复治疗效果。因此，在脑瘫患儿的康复治疗中，家庭的参与至关重要。

此外，家庭成员参与治疗应在医生、治疗师、护理人员的指导下进行，根据患儿的实际情况制订具体的计划，指导家长学会正确的带养方法。

（二）寓教于乐

寓教于乐的形式是多样的，在实践中创新。例如，将康复训练与游戏相结合，使脑瘫患儿乐于接受。在患儿缺乏使用语言工具以表达内心感受能力的情况下，通过游戏活动可以较好地把握患儿的心智水平和情感状况。

（三）日常生活活动能力培养

患儿因异常的姿势与运动障碍不能很好地完成日常生活动作，正确对待患儿的方式是创造条件，设法发挥其潜在能力，变被动为主动，使其有机会体验各种日常生活动作，为其自立做准备。

（四）预防癫痫

（1）注意观察患儿的情绪变化，保证足够的睡眠，保持大便通畅。

（2）在训练中要注意劳逸结合，不要过度疲劳，减少癫痫发作的诱因。

（3）患儿有随时发生癫痫的可能，要有专人陪同，以防意外。

（4）癫痫发作时应使患儿侧卧位，解开衣领，保持呼吸道通畅。

（五）安全教育

（1）向家长讲解安全保护的重要性，取得家长的理解与配合。

（2）家长应随时看护患儿，在床上时要上好床挡，坐轮椅时要系好安全带，防止患儿跌倒等意外的发生。

（3）选择适合患儿的鞋，扶站、扶行时，要注意地面的情况，防止摔伤。

（4）要远离电、火、刀剪等危险物品。3岁以下及进食困难的患儿不要喂食花生、瓜子、豆子等容易引起窒息的食品。

第五节　周围神经疾病的康复护理

一、概述

周围神经是指嗅、视神经以外的脑神经和脊神经、自主神经及其他神经节，包括10对脑神经和31对脊神经，从功能上分为感觉传入和运动传出两部分。周围神经疾病是原发于周围神经系统结构和功能损害的疾病，是由于周围神经的某些部位的炎症、创伤、感染、中毒、缺血、营养缺乏、代谢障碍等引起周围运动、感觉和自主神经障碍和结构改变的一组疾病。最常见的有特发性面神经麻痹、三叉神经痛、面肌痉挛、多发性脑神经损害和脊神经疾病以及多发性神经病和格林巴利综合征等。周围神经病病因复杂，可能与营养代谢、药物及中毒、血管炎、肿瘤、遗传、外伤或机械压迫等原因有关。它们选择性地损伤周围神经的不同部位，导致相应的临床表现。在周围神经发病机制中轴索运输系统意义重大。轴索内有纵向成束排列的神经丝和微管，通过横桥连接，从神经元胞体运输神经生长因子和轴索再生所需的多种物质至轴索远端，起营养和代谢作用；也可影响神经元传递信号，增强其代谢活动。轴索对毒物极其敏感，病变时正向运输受累可致轴索远端细胞膜成分及神经递质代谢障碍；逆向运输受累可引起轴索再生障碍。目前认为病毒感染是最可靠的致病因素，寒冷和冷风的刺激为本病常见的诱因。积极的、合适的康复处理不仅能预防和减轻并发症，而且能促进神经的修复和再生，最快地恢复实用的功能，减少残疾的发生。

二、主要功能障碍

（一）感觉障碍

最早出现表现为主观感觉障碍和客观感觉障碍。主观感觉障碍指没有任何外界刺激的情况下出现的感觉障碍，主要表现为感觉异常如烧灼感、麻刺感、蚁行感、触电感、自发疼痛。客观感觉障碍主要包括感觉丧失、感觉减退、感觉过敏、感觉倒错。

（二）运动功能障碍

（1）神经刺激症状肌束震颤、肌纤维颤搐、痛性痉挛等。

（2）麻痹症状肌力减退或丧失、肌肉萎缩。肌肉萎缩是运动神经元或运动轴索损坏的一个显著特征。

（三）反射障碍

深、浅反射减弱或消失。

（四）自主神经功能障碍

可发生出汗减少甚至无汗、竖毛障碍及直立性低血压，严重者可出现无泪、无涎、阳痿及膀胱直肠功能障碍等，或伴有心动过速、排尿困难等。

（五）畸形和营养障碍

病变肢体的皮肤变紧、变薄，皮下组织变厚，指（趾）甲弯曲、起皱，毛发减少。上述症状通常同时出现，呈四肢对称性分布，由远端向近端扩展。

三、康复护理评定

（一）感觉功能障碍评估

感觉功能障碍评估，周围神经病损后感觉功能恢复评定可参考英国医学研究会的分级评定表。

（二）运动功能障碍评估

1.患肢外观及周径的测量

观察肌肉有无肿胀和萎缩，肢体有无畸形、步态和姿态有无异常。测量患肢周径，必要时用尺测量或容积仪测量对比。

2.肌力评定和关节活动范围测定

肌力和关节活动范围的测定是评定肌肉、骨骼、神经病损患者的基本步骤，是评定关节运动功能损害的范围与程度的指标之一。其主要目的是：确定是否有关节活动受限，发现影响关节活动的原因；确定关节活动受限的程度；确定适宜的治疗目标，判定可能康复的程度；为选择适当的治疗方式、方法提供客观依据；客观测量关节活动范围的进展情况，以评价康复治疗、训练的效果；为患者及治疗师提供动力，为科研提供客观资料等。对昏迷的患者可进行轻瘫实验、坠落实验。

3.日常生活能力评估

常用改良Barthel指数量表评估。

（三）反射检查

检查需要患者及家属充分合作，并进行双侧对比检查，采用的反射有肱二头肌反射、肱三头肌反射、肱桡肌反射，膝反射、踝反射等。

（四）自主神经功能障碍评估

常用自主神经功能障碍检查方法为发汗实验。清洁患者皮肤并保持干燥，用含碘溶液涂于体表，待皮肤晾干后撒以淀粉，当皮肤出汗时，碘使淀粉变蓝色，观察其颜色变化及分布情况。

（五）营养评估

应用成人住院患者营养风险筛查表，即营养风险筛查初筛表和营养风险筛查复筛表。入院时带有肠内/肠外营养的患者，在初筛表中，"最近1周膳食摄入量是否减少"评估结果为"是"。复筛表中总分＝营养评分+疾病评分+年龄评分。高风险≥3分。不能测量身高体重的如严重水肿、胸腔积液、腹水等患者白蛋白<30g/L者，营养受损状况直接评为≥3分。

（六）年龄评分

评分标准：年龄≤70岁（0分）；年龄>70岁（1分）。

（七）营养风险总评分

营养风险总评分=营养状态受损评分+疾病严重程度评分+年龄评分
结果判断：

（1）营养风险总评分≥3分：患者处于营养风险，制订营养支持计划。

（2）营养风险总评分<3分：每2周复查营养风险筛查。

（八）电生理学评定

周围神经电生理学检查可作为辅助的检查手段，可了解周围神经损伤的部位、程度及恢复情况。对损伤后功能评价，预后评估及指导康复治疗过程有着重要意义。常用的评定有肌电图、体感诱发电位、神经传导速度测定、强度—时间曲线检查等。

四、康复护理原则与目标

（一）康复护理原则

（1）康复护理除包括一般基础护理内容外，还应用各种专门的护理技术，对患者进行残余机能的恢复。其康复治疗应根据病情早期介入，越早介入恢复效果越佳，并采取针对性的护理措施，促进病损神经的修复。

（2）早期防治各种并发症，注重整体，即整个人的康复，防止肢体挛缩、畸形。

（3）恢复期主要是促进患者受损神经的再生，从而促进感觉功能和运动功能的恢复，早日回归社会。

（二）康复护理目标

改善日常生活活动和工作能力，解除心理障碍，提高患者生存质量，早日回归家庭和社会，体现自我价值。

五、康复护理措施

（一）早期康复护理

早期一般为发病后3～10天，首先去除病因，减少对神经的损害，预防关节挛缩，为神经再生做准备。

1.饮食护理

选择高蛋白、高热量、丰富维生素的易消化饮食，多食蔬菜和水果，多饮水。保证充足的休息、睡眠与营养。

2.用药护理

大量B族维生素用来治疗各种原因引起的多发神经炎、炎性脱髓鞘病变。还会使用肾上腺皮质激素，应注意观察用药后的不良反应。观察有无骨质疏松症，有无消化道出血，慎用镇静催眠药，因其可产生呼吸抑制，以免掩盖或加重病情。

3.病因治疗

尽早去除致病因素，减少对神经的损伤。如果为中毒或药物的因素影响应尽早脱离中毒环境或停药。营养代谢障碍者，应补充营养，纠正代谢障碍。

4.预防肢体并发症和畸形

（1）各个关节功能位的摆放：应用枕头、矫形器、体位垫等物品，将受累肢体关节保持在功能位。早期防止挛缩等畸形发生，恢复期矫正畸形和助动功能。

（2）肢体被动和主动运动：周围神经受损后应尽早进行被动运动。保持和增加受损部位关节的活动度，防止肌肉挛缩变形，保持肌肉的生理长度和肌张力，改善局部循环。注意只在无痛范围内进行，在关节正常活动范围内进行，不能过度牵拉麻痹肌肉，运动速度要慢。

（3）受损肢体肿痛的护理：抬高患肢，弹力绷带包扎，做轻柔的向心方向按摩，必要时可进行物理因子治疗如温热疗法、激光疗法、水疗法。

（4）受损部位的保护：因病损神经所分布的皮肤、关节的感觉丧失，易继发外伤，因此对受损部位应加强保护，如戴手套、穿袜子、早期被动活动，必要时夹板固定功能位等。

（二）恢复期康复护理

周围神经病急性期一般为5~10天，当炎性水肿消退后，即进入恢复期。此期康复的重点为促进神经再生、保持肌肉质量，防止肌肉萎缩、增强肌力和促进感觉功能恢复。

1.促进神经再生

（1）物理疗法包括：超短波、微波、紫外线、超声波、电流法、脉冲电磁场法等，消肿消炎，促进神经再生。

（2）药物治疗包括：神经营养因子、维生素B族、烟酸、辅酶A、三磷酸腺苷(ATP)等营养神经。

2.肌力训练

运动疗法包括：①当肌力为1~2级时，使用助力运动，可以由治疗师帮助患者做也可患者健侧肢体辅助患侧肢体运动。②当肌力为2~3级时，采用范围较大的助力运动、主动运动，逐渐减少辅助力量，但应避免肌肉过度疲劳。③当肌力增至3~4级时，就进行抗阻运动，同时进行速度、耐力、协调性和平衡性的训练。

电疗法及作业疗法如ADL训练、编织、打字、木工、雕刻、缝纫、刺绣、文艺和娱乐活动等。

3.感觉训练

（1）理疗：离子导入、低频。

（2）针灸、按摩。

（3）感觉再教育训练：在直视下或闭眼时触摸各种不同形状、大小的物体，如硬币、纽扣、绒布、手表等常用物品，使患者能区分物品大小、形状、重量、质地等。

4.观察病情

观察患者活动情况及对疼痛、温度刺激的感知度，观察患肢肌力及肌张力的改变，注意有无肌肉萎缩。

5.矫形支具的应用

为了防止关节畸形、挛缩、患者在夜间睡眠时可以佩戴相应的功能位支具，佩戴支具患者应定时观察佩戴处局部的皮肤颜色，防止长时间受压引起压力性损伤，感觉障碍严重的患者应采取适当的保护预防措施，避免再次损伤。

6.心理护理

周围神经病患者常有不同程度的心理问题，由于突然发病，而且出现肢体的瘫痪或畸形等并发症，担心预后和恢复程度，因此应给患者及其家属讲解疾病的发病病因、病情发展、预后等，解除其顾虑，增强战胜疾病的信心，配合治疗。

六、健康教育

（一）随访

（1）有条件的患者可以每天或隔天来医院治疗，以后可以1周或2周来1次，接受医生或治疗师的指导。

（2）一旦出现病情加重、矫形器不适、皮肤破损等，应立即就诊。

（二）家庭康复患者积极参与家务活动

（1）如打扫卫生、煮饭、种花及尽量生活自理，是一种有效的功能训练。

（2）其他的一些作业活动，如缝纫、木工、工艺、娱乐等均可在家里进行。

（3）在家庭康复措施中，家庭成员的参与和配合很重要，有时家属必须学会一些被动运动、简易器械牵引的方法，使患者能在家里继续治疗。

（三）社区康复

已建立了社区康复网络的地区，患者应充分利用社区资源进行康复治疗。这是既节约资金，又行之有效的方法。

参考文献

[1] 孟文，魏婷.早期综合康复护理对偏瘫患者肢体运动及神经功能的干预效果[J].当代临床医刊，2023，36（06）：87-88.

[2] 付娟.阶段性康复护理干预对脑出血患者神经功能及日常生活能力的影响[J].基层医学论坛，2023，27（33）：115-117.

[3] 甄娇.阶段式康复护理在颅脑外伤手术患者护理中的应用效果[J].中国社区医师，2023，39（32）：115-117.

[4] 任雪丽.探讨康复护理训练对老年脑卒中后遗症患者康复状况的影响[J].山西卫生健康职业学院学报，2023，33（05）：118-119.

[5] 张嫚，孙汉.脑出血患者术后神经功能损伤的影响因素及康复护理策略[J].中西医结合护理（中英文），2023，9（10）：139-141.

[6] 高欣.老年脑卒中患者社区康复护理的探讨[J].中国城乡企业卫生，2023，38（10）：104-106.

[7] 仇冬雯.康复护理对社区半失能老人吞咽障碍误吸率的影响[J].中国城乡企业卫生，2023，38（08）：96-98.

[8] 杨磊，顾则娟，丁慧，等.康复专科常用护理技术确立及难度系数评定[J].护理学杂志，2023，38（02）：82-84.

[9] 石美英，江群明，黄琳森.康复评定一体化在膝骨性关节炎康复护理中的应用[J].中外医疗，2022，41（29）：159-162+167.

[10] 成育玲，张智慧.康复护理[M].武汉：华中科技大学出版社，2021.

[11] 戴波，薛礼.康复护理[M].武汉：华中科技大学出版社，2020.

[12] 郑敏娜，孟磊，苏晗.老年康复护理[M].武汉：华中科技大学出版社，2021.

[13] 沈泽群.康复护理实践与探究[M].上海：同济大学出版社，2020.

[14] 丁小萍，彭飞，胡三莲.骨科疾病康复护理[M].上海科学技术出版社，2020.